管氏
特殊针法流派
临床经验全图解

国家中医药管理局厘定

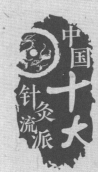

中国十大针灸流派

管氏特殊针法流派临床经验全图解

主编　管遵惠　管傲然　管薇薇

副主编　王祖红　丁丽玲

主审　李雷

编委　（以姓氏笔画为序）

王江海　王苏娜　李莉

李群　肖毅　张倞

易荣　栾莎

人民卫生出版社

图书在版编目（CIP）数据

管氏特殊针法流派临床经验全图解 / 管遵惠，管傲然，管薇薇
主编. —北京：人民卫生出版社，2017

ISBN 978-7-117-24252-3

Ⅰ. ①管…　Ⅱ. ①管…　②管…　③管…　Ⅲ. ①针灸疗
法 – 图解　Ⅳ. ①R245–64

中国版本图书馆 CIP 数据核字（2017）第 073732 号

人卫智网	www.ipmph.com	医学教育、学术、考试、健康，购书智慧智能综合服务平台
人卫官网	www.pmph.com	人卫官方资讯发布平台

管氏特殊针法流派临床经验全图解

主　　编：管遵惠　管傲然　管薇薇
出版发行：人民卫生出版社（中继线 010-59780011）
地　　址：北京市朝阳区潘家园南里 19 号
邮　　编：100021
E - mail：pmph @ pmph.com
购书热线：010-59787592　010-59787584　010-65264830
印　　刷：北京顶佳世纪印刷有限公司
经　　销：新华书店
开　　本：710×1000　1/16　印张：12
字　　数：129 千字
版　　次：2017 年 5 月第 1 版　2017 年 5 月第 1 版第 1 次印刷
标准书号：ISBN 978-7-117-24252-3/R·24253
定　　价：58.00 元

打击盗版举报电话：010-59787491　E-mail：WQ @ pmph.com
（凡属印装质量问题请与本社市场营销中心联系退换）

序

　　针灸流派，是针灸实践发展与理论创新的土壤，也是针灸学术传承的阵地，人才培养的摇篮。我国五千年针灸发展史，也可谓是针灸流派不断出现又不断融合，进而推动针灸理论日臻完善，实践不断发展的历史。《素问·异法方宜论》云："北方者，天地所闭藏之域也。其地高陵居，风寒冰冽，其民乐野处而乳食，脏寒生满病，其治宜灸焫。故灸焫者，亦从北方来。南方者，天地所长养，阳之所盛处也。其地下，水土弱，雾露之所聚也。其民嗜酸而食胕，故其民皆致理而赤色，其病挛痹，其治宜微针。故九针者，亦从南方来。"可见，针灸本身即是南方针术与北方灸术两种流派的融合。

　　中医理论奠基之作《黄帝内经》，古今学者公认"殆非一时之言，其所撰述，亦非一人之手"，它的成书前后历经二三百年，汇集了众多医家的不同学术思想。如关于经脉气血循环，除我们所熟知的十二经首尾衔接循环理论外，还有阴阳表里循环、经水云雨循环、阴出阳入循环等理论。其他如经络、藏象、病机、诊法、治则，甚至阴阳、五行、藏府等中医筑基理论，也皆有不尽相同的理论表述。因此，《黄帝内经》可视为不同中医流派学术思想的荟萃。

秦汉以降，针灸流派层出。如南朝徐熙针灸世家相传七世，江西席氏针灸自南宋至明代传承十二世，凌云针派自明代传至清末光绪年间历十三世而不缀，以及东垣针法、南丰李氏、四明高氏补泻等针灸流派，尽皆载诸史册。魏稼、高希言教授以针灸学术发展脉络为纲，将秦汉以来针灸学术划分为经学派、穴法派、手法派等十八个流派，编著《针灸流派概论》，成为全国针灸专业研究生选用教材。

近百余年来，面对西方医学的挤迫，广大针灸业者发遑古义，融汇新知，躬耕实践，推陈出新，发掘、整理、创新了众多新的针灸流派，推动了针灸学术的繁荣与发展。刘炜宏研究员通过文献检索，结合诸家临床所长，将我国针灸临床流派分为针法派、灸法派、刺络放血派、拔罐派、刮痧派等，其中针法派又可分为手法派、经穴派、特殊针具派、特殊治疗部位派、针药结合派等。上述每个流派，又可再有进一步的细分以及不同的代表性医家。当代针灸流派之繁荣，可见一斑。

为充分体现中医药发展以继承为基础，探索建立中医流派学术传承、临床应用、推广转化的新模式，2012年国家中医药管理局公布了第一批64个全国中医流派传承工作室，澄江针灸学派、长白山通经调脏手法流派、辽宁彭氏眼针学术流派、管氏特殊针法学术流派、甘肃郑氏针法学术流派、广西黄氏壮医针灸流派、河南邵氏针灸流派、湖湘五经配伍针推流派、靳三针疗法流派、四川李氏杵针流派等针灸流派位列其中。同时，为推动针灸流派的研究与传承，2013年，中国针灸学会批准成立针灸流派研究与传承专业委员会。遵循学术愈研而愈精的理念，上述针灸流派传承工作室在专业委员会的平台上，就流派研究内容、传承方式、推广途径等，彼此交流，相互切磋，共同探索，不仅保证了流派传承工作室的建设质量，而且通过共同举办继续教育学习班、交叉带徒等流派传承推广方式的创新，有效扩大了各流派的影响和相互间的融汇。

感谢人民卫生出版社对针灸流派研究工作的重视。在齐立洁老师的积极组织下，10家全国第一批针灸流派传承工作室鼓桴相应，使这套具有时代气息的针灸流派系列丛书顺利面世。其内容，包含了上述针灸流派的历史源流、学术思想、临证精粹，展示了10家传承工作室近年来在流派资料整理、挖掘与研究中的最新成果；其形式，采用了二维码信息技术，既可收藏，也可利用手机等终端进行扫描，随身便携，随时学习与领悟，相信读者能够从中多有受益。

是为序。

中国针灸学会流派研究与传承专业委员会主任委员

夏有兵

2017年5月

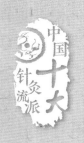

中国十大针灸流派

管氏

特殊针法流派

临床经验全图解

前 言

中华民族五千年文明史，孕育了灿烂的传统文化，中医学是中华民族优秀传统文化的瑰宝，针灸学是其中璀璨的奇葩。传承是中医药发展的根基，是坚守中医药精髓的前提，是中医药发展创新的源泉。2012年12月，国家中医药管理局公布第一批64家全国中医药学术流派传承工作室建设单位，昆明市中医医院承担了管氏特殊针法学术流派传承工作室的建设任务，为了挖掘整理管氏特殊针法的学术渊源和理论观点，传承名老中医学术经验，充分体现中医药发展以继承为基础，探索建立中医流派学术传承、临床运用、推广转化的新模式，在人民卫生出版社齐立洁老师的创意和指导下，我们整理编写了《管氏特殊针法流派临床经验全图解》一书。本书总结管氏针灸学术流派的学术思想，突出介绍管氏针灸临床实际操作经验，挖掘提炼管氏针灸的特色诊疗技术，梳理流派传承脉络。力求做到以图为主，以图行文，以图说文，配以二维码，在主要章节穿插了视频片段，帮助读者直观、立体地学习、掌握管氏特殊针法。

"理""法""意"，是传承、发展中医针灸学术的三要素。理：

认真学习、全面继承、深入研究中医针灸经典著作，掌握和熟悉中医基础理论，通晓医理，是传承、发展中医之"根"；法：在继承前人中医治疗方术的基础上，发展和创新中医针灸的治疗方法，不断提高临床疗效，是传承、发展中医之"魂"；意：《康熙字典》谓："为情所意念谓之意"，"因言以会意"。中医治病，本"法无定法"，辨证施治，须因时、因地、因人制宜。医者意也。故意会、感悟、创意，是传承、发展中医之"神"。本书是笔者学习管氏特殊针法学术经验的体会和感悟。谨以此书献给读者，为传承中国传统针灸，做一点添砖加瓦的工作，为弘扬中医针灸学术，略尽绵薄之力。由于编写纸质书与数字出版相结合的新模式的图书经验不足，加之笔者水平所限，缺点和错误在所难免，企望中医同道和读者不吝批评指正，以便修订时继续完善！

管氏特殊针法学术流派传承工作室

管遵惠

2016 年 11 月

目　录

第一章　流派概览

第一节　管氏针灸传承脉络……………………………………… 2
第二节　管氏针灸学术团队……………………………………… 3
第三节　管氏特殊针法学术流派学术思想……………………… 4
第四节　管氏特殊针法学术流派传承理念……………………… 5
第五节　代表性传承人简介……………………………………… 6
　　　　一、第三代代表性传承人管正斋简介 ………………… 6
　　　　二、第四代代表性传承人管遵惠简介 ………………… 9

第二章　管氏针刺手法

第一节　管氏下针十法…………………………………………… 14
　　　　一、进 ………………………………………………… 15
　　　　二、退 ………………………………………………… 15
　　　　三、捻 ………………………………………………… 15
　　　　四、留 ………………………………………………… 15
　　　　五、捣 ………………………………………………… 16
　　　　六、弹 ………………………………………………… 16
　　　　七、搓 ………………………………………………… 16
　　　　八、努 ………………………………………………… 17

九、盘 …………………………………………………… 17

十、飞 …………………………………………………… 17

▶️视频1 管氏下针十法 ／17

第二节 管氏乾坤午阴针法 …………………………………… 18

一、单针透刺法 ………………………………………… 18

二、两针傍刺法 ………………………………………… 19

三、三针齐刺法 ………………………………………… 19

四、四针恢刺法 ………………………………………… 20

五、五针扬刺法 ………………………………………… 21

六、多针连刺法 ………………………………………… 22

▶️视频2 管氏乾坤午阴刺法 ／22

第三节 管氏初级补泻手法 …………………………………… 23

一、补法 ………………………………………………… 23

二、泻法 ………………………………………………… 23

▶️视频3 管氏初级补泻手法 ／23

第三章 管氏经验穴

第一节 管氏常用经验穴 ……………………………………… 26

一、头面部7穴 ………………………………………… 26

二、颈项部7穴 ………………………………………… 30

三、上肢部6穴 ………………………………………… 34

四、躯干部5穴 ………………………………………… 38

五、后背部3穴 ………………………………………… 41

六、下肢部 10 穴 ⋯⋯⋯⋯⋯⋯⋯⋯⋯⋯⋯⋯⋯ 43

第二节　管氏集合穴 ⋯⋯⋯⋯⋯⋯⋯⋯⋯⋯⋯⋯⋯⋯⋯ 47

一、攒眉穴 ⋯⋯⋯⋯⋯⋯⋯⋯⋯⋯⋯⋯⋯⋯⋯⋯ 48

二、飞翅三穴 ⋯⋯⋯⋯⋯⋯⋯⋯⋯⋯⋯⋯⋯⋯⋯ 49

三、眼病六明穴 ⋯⋯⋯⋯⋯⋯⋯⋯⋯⋯⋯⋯⋯⋯ 50

四、耳病六聪穴 ⋯⋯⋯⋯⋯⋯⋯⋯⋯⋯⋯⋯⋯⋯ 51

五、肩臂六灵穴 ⋯⋯⋯⋯⋯⋯⋯⋯⋯⋯⋯⋯⋯⋯ 52

六、拇指六通穴 ⋯⋯⋯⋯⋯⋯⋯⋯⋯⋯⋯⋯⋯⋯ 53

七、定喘六安穴 ⋯⋯⋯⋯⋯⋯⋯⋯⋯⋯⋯⋯⋯⋯ 54

八、阴阳六合穴 ⋯⋯⋯⋯⋯⋯⋯⋯⋯⋯⋯⋯⋯⋯ 56

九、膝痛六宁穴 ⋯⋯⋯⋯⋯⋯⋯⋯⋯⋯⋯⋯⋯⋯ 57

十、足痛六平穴 ⋯⋯⋯⋯⋯⋯⋯⋯⋯⋯⋯⋯⋯⋯ 58

十一、治瘫六验穴 ⋯⋯⋯⋯⋯⋯⋯⋯⋯⋯⋯⋯⋯ 59

十二、脊椎九宫穴 ⋯⋯⋯⋯⋯⋯⋯⋯⋯⋯⋯⋯⋯ 59

十三、补肾九宫穴 ⋯⋯⋯⋯⋯⋯⋯⋯⋯⋯⋯⋯⋯ 61

十四、培元九宫穴 ⋯⋯⋯⋯⋯⋯⋯⋯⋯⋯⋯⋯⋯ 62

十五、益脑十六穴 ⋯⋯⋯⋯⋯⋯⋯⋯⋯⋯⋯⋯⋯ 63

第四章　流派诊疗特色与技术

第一节　热针仪治疗腰椎间盘突出症 ⋯⋯⋯⋯⋯⋯⋯⋯ 66

一、GZH 型热针仪简介 ⋯⋯⋯⋯⋯⋯⋯⋯⋯⋯⋯ 66

二、腰椎间盘突出症的主要病因、病理及体征 ⋯⋯⋯ 67

三、腰椎间盘突出症的诊断标准 ⋯⋯⋯⋯⋯⋯⋯⋯ 68

四、流派治疗方案及特色技术 …………………………………… 70

五、典型验案 …………………………………………………… 71

▶ 视频 4 热针仪治疗腰椎间盘突出症 ／75

第二节 管氏舌针疗法 ……………………………………………… 75

一、舌针渊源 …………………………………………………… 76

二、管氏舌针基础穴 …………………………………………… 77

三、管氏舌针刺法 ……………………………………………… 82

▶ 视频 5 管氏舌针补泻手法 ／83

四、管氏舌针配穴法 …………………………………………… 83

五、舌针的适应证及禁忌证 …………………………………… 84

▶ 视频 6 管氏舌针疗法 ／86

六、典型验案 …………………………………………………… 86

第三节 蜂针经穴疗法 ……………………………………………… 97

一、蜂针经穴疗法的特点及种类 ……………………………… 97

二、蜂针经穴针刺疗法操作常规 ……………………………… 98

三、蜂毒注射液经穴注射疗法 ………………………………… 99

四、蜂毒注射液直流电离子导入疗法 ………………………… 101

五、子午流注蜂针经穴疗法 …………………………………… 103

六、蜂针经穴疗法的适应证、禁忌证及注意事项 …………… 105

▶ 视频 7 蜂针经穴疗法 ／107

七、典型验案 …………………………………………………… 107

第四节 管氏过梁针疗法 …………………………………………… 113

一、管氏过梁针的渊源 ………………………………………… 113

二、管氏过梁针的刺法 ………………………………………… 114

三、管氏过梁针特定奇穴 ……………………………… 115

▶️ 视频8 管氏过梁针疗法 ／ 121

四、典型验案 …………………………………………… 121

第五节　子午流注 …………………………………………… 129

一、子午流注的涵义与源流 …………………………… 129

二、子午流注表解法 …………………………………… 132

三、子午流注环周图 …………………………………… 141

▶️ 视频9 子午流注环周图 ／ 145

四、典型验案 …………………………………………… 145

第六节　灵龟八法 …………………………………………… 150

一、灵龟八法概论 ……………………………………… 150

二、灵龟八法的组成 …………………………………… 152

三、灵龟八法的开穴方法 ……………………………… 160

四、典型验案 …………………………………………… 169

附：视频目录

1. 管氏下针十法　　　　　　6. 管氏舌针疗法

2. 管氏乾坤午阴刺法　　　　7. 蜂针经穴疗法

3. 管氏初级补泻手法　　　　8. 管氏过梁针疗法

4. 热针仪治疗腰椎间盘突出症　9. 子午流注环周图

5. 管氏舌针补泻手法

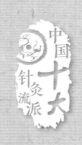

中国十大针灸流派

管氏
特殊针法流派
临床经验全图解

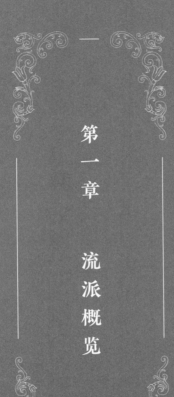

第一章　流派概览

◇ 第一节 管氏针灸传承脉络

管氏针灸五代相传。第一代管家岱（1844—1912），山东省高密县人，生于清代道光二十四年。师承山东昌邑黄氏中医世家。擅长针灸医学，管氏针灸开山鼻祖。第二代管庆鑫（1864—1939），生于清代同治三年，齐鲁名医。擅长针灸治疗内外妇儿各科疾病，主要在高密、济南等地行医。管氏针灸第三代传人管正斋（1901—1980），主任医师，教授，著名针灸学家。出身中医世家，毕业于北京大学，公费留学日本。20世纪30年代曾为"中国针灸学研究社"创建人之一。抗战时期，迁居昆明。中华人民共和国成立后，先后担任云南中医进修学校、云南省"西医学习中医研究班"、云南省中医研究班教师。受聘于云南中医学院，担任《内经》《针灸学》教学。对经络辨证、针刺手法、舌针、耳针、过梁针、子午流注、灵龟八法等均有创新和发展，奠定了管氏针灸学术流派的理论基础。

管氏针灸第四代传人管遵惠、管遵信、管遵和、管遵宽，继承和发展了管氏针灸学术流派的理论，创新和发展了管氏特殊针法，完善了管氏针灸医学流派的学术思想，提炼和践行了管氏针灸的传承理念，形成了学术特点鲜明的管氏特殊针法学术流派。

管氏针灸第五代传人管傲然（硕士）、管薇薇（博士）、管钟洁（硕士）等学术团队，现在学习继承、发展弘扬。管氏针灸医学流派，薪火相传，后继有人。

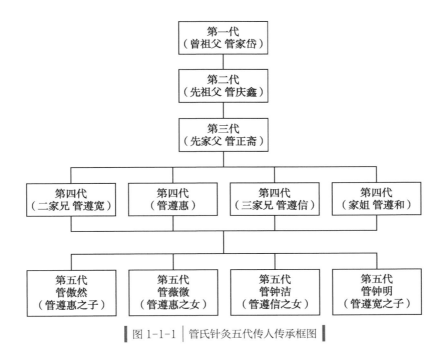

图 1-1-1 ｜ 管氏针灸五代传人传承框图

❖ 第二节　管氏针灸学术团队

　　管氏特殊针法学术流派重视人才培养，加强流派建设。建立了 2 个传承工作室，创建了 6 个管氏特殊针法学术流派传承工作室二级工作站，设立了 4 个示范门诊，组建了有 105 名学术传承人的学术团队，代表性传承人 2 名；主要传承人 92 名；后备传承人 11 名；其中，正高职 11 人，副高职 27 人，主治医师 23 人，住院医师 44 人。博士 2 人，硕士 25 人。初步构建了一支理论功底扎实，诊疗技艺熟练的复合型流派传承人才梯队。

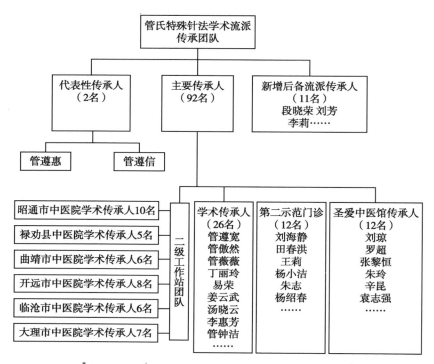

图 1-1-2 | 管氏特殊针法学术流派团队传承人框图

❖ 第三节　管氏特殊针法学术流派学术思想

管氏特殊针法学术流派学术思想包括：继承传统针灸；遵循经络辨证；传承经典理论；创新特殊针法。

继承传统针灸：针灸临床强调辨证论治，规范配穴处方，重视传统针刺手法。管正斋先生撰写了针灸配穴方法论，针灸配穴成方等论文，确定了针灸施治法则，针灸处方原则，总结了针灸取穴规律，制定了十六种针灸配穴法，成为管氏针灸学术流派针灸临床配穴处方准绳。

遵循经络辨证：管正斋先生擅长经络辨证，其论文"经络辨证针灸法述要"在国内和日本连载发表。学术传承人继承和发展了经络辨证理论，出版了《管氏针灸经络辨证针灸法》学术专著，作为管氏针灸学术流派针灸临床圭臬。

传承经典理论：学习钻研《内经》《难经》《易经》等经典著作，在理论阐发和针灸临床中传承发展。管正斋先生在《内经》针刺手法的基础上，继承和发展家传针灸手法；形成了独具特色的管氏针刺手法，主要包括：管氏下针十法、管氏乾坤午阴针法、管氏初级补泻手法、管氏高级补泻手法、管氏特殊补泻手法等。管氏用谙练的《易经》理论，对灵龟八法作了精辟的阐发，制作了"灵龟八法六十甲子逐日对时开穴表"，使初学者执简驭繁，易于应用。绘制了五环子午流注环周图，填充了徐氏子午流注纳甲法中的闭穴，使子午流注针法更臻完善。

创新特殊针法：针灸临床，在经络辨证的前提下，因人、因病、因证、因时、因地制宜，采用特殊针法。管氏针灸学术流派特色技术主要有：管氏舌针、管氏耳针、管氏过梁针；热针疗法、蜂针疗法；灵龟八法、管氏子午流注针法等。

❖ 第四节　管氏特殊针法学术流派传承理念

管氏特殊针法学术流派传承理念概括为"理""法""意"。

"理"：认真学习、全面继承、深入研究中医针灸经典著作，掌握和熟悉中医基础理论，通晓医理，是传承、发展中医之"根"。

"法"：在继承前人中医治疗方术的基础上，发展和创新中医针灸的治疗方法，不断提高临床疗效，是传承、发展中医之"魂"。

"意"：医者意也。"善于用意，即为良医"。意会、感悟，是传承发展中医；弘扬管氏针灸之"神"。

✧ 第五节　代表性传承人简介

一、第三代代表性传承人管正斋简介

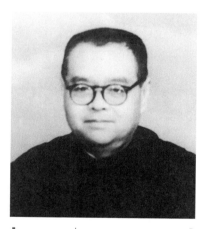

图 1-5-1 | 管正斋名老中医照片

管正斋（1901—1980），山东省高密县人。云南省名中医，著名针灸学家。

管正斋先生出身于中医世家，祖父管家岱，是擅长针灸医学的中医师。父亲管庆鑫，19 岁随父辈悬壶济南。而立之年，即为齐鲁名医。其为人豁达、开明，送子赴京求学。管正斋北京大学毕业后，考取官费留学日本。留日期间，摘蕊于东瀛针灸之精华，工益精邃。回国后，1932 年曾任北京短期针灸讲习班教师。1933 年应承淡安先生邀请，参加"中国针灸学研究社"，担任针灸教学，致力发展、推广针灸学术。管老难能可贵的于1943 年由上海大中华书局出版了《杏轩针灸经》针灸专著，在当时针灸书籍匮乏的年代，弥足珍贵。

中华人民共和国成立后，管老更以培养中医针灸人才，弘扬祖国医学为己任。从 20 世纪 50 年代初，先后担任昆明市各种针灸培训班和云南省各种中医及"西医学习中医研究班"的教师。1960 年受聘于云南中医学院，承担《内经》及《针灸学》教学，兼任学院医经教研组顾问。1961 年管正斋将《杏轩针灸经》一书捐献给云南中医学院，云南中医学院以此为蓝本，重印了《五环子午流注环周图》《针灸配穴成方》等教材。"文化大革命"期间本书被销毁。1999 年，为继承发扬管氏针灸学术流派，弘扬中医学，昆明市卫生局将《管正斋名中医学术经验的整理研究》列为昆明市卫生局中医科研项目，予以资助扶持。课题组根据管老生前的著作、讲义、手稿等遗作，编撰成《杏轩针经——管正斋针灸学术经验精要》一书，保存了大部分《杏轩针灸经》的主要内容。本科研项目获 2002 年昆明市科学技术进步三等奖。2002 年 8 月由云南科技出版社出版了《杏轩针经——管正斋针灸学术经验精要》一书。

管正斋针灸临床擅长经络辨证，系统整理和完善了经络辨证理论，所著《经络辨证针灸法述要》连载于日本《中医临床》，受到日本针灸界的高度评价。

管正斋精于针灸手法，他汲取历代名家之长，创立了"管氏针刺手法"，包括管氏下针十法、管氏乾坤午阴针法、管氏初级补泻手法、管氏高级补泻手法、管氏特殊补泻手法等，完善和丰富了针刺手法理论；在学术思想与操作技巧上，独树一帜，特色鲜明。

管正斋对针灸配穴研究精深，他系统阐发了针灸配穴理论，总结并发展了历代针灸配穴法，使针灸配穴处方学系统化和规范化。他对子午流注、灵龟八法等古典时间医学深有研究，造诣高深，绘制的五环子午流注环周图，填充了徐氏子午流注纳甲法中的闭穴，使子午流注针法更臻完善；他用谙练的《易经》理论，对灵龟八法作了精辟的阐发，制作了"灵龟八法六十甲子逐日对时开穴表"，使初学者执简驭繁，易于运用。

管正斋在继承前人经验的基础上，开拓创新，发展和创立了舌针疗法、过梁针疗法等特殊针法，对一些疑难痼症，着手回春，提高了临床疗效，丰富了针灸学的内容，为弘扬中医学术，做出了宝贵的贡献。

管正斋的主要学术传承人：管遵和、管遵宽、管遵信、管遵惠、李惠芳等。

二、第四代代表性传承人管遵惠简介

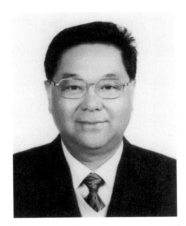

图 1-5-2 ｜ 管遵惠名中医照片

　　管遵惠（1943—　　），山东高密人。现任昆明市中医医院主任医师，云南中医学院兼职教授，云南省针灸学会副会长；历任昆明市中医医院针灸科主任，云南省科学技术协会委员，中国针灸学会理事，美国纽约传统中医学院客座教授，加拿大中医药针灸学院客座教授，台湾长庚纪念医院客座教授，加拿大中医药针灸学会名誉顾问等。

　　管遵惠出身中医针灸世家，自幼随家父管正斋名中医习医。1959 年选送云南中医学院学习，1965 年保送北京医学院学习深造。管遵惠针灸临床擅长于经络辨证，对子午流注、灵龟八法等古法针灸及针刺手法等方面的研究，均有很深的造诣。在国外医学杂志和国际学术会议发表论文 28 篇，在国家级和省级以上医学刊物上发表学术论文 139 余篇。先后带教过 18 个国家的外

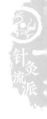

国留学生、进修生 200 余人。

管遵惠发明 GZH 型热针仪,主持的《GZH 型热针仪的研制及临床应用》项目获 1991 年国家中医药科技进步三等奖(排名第 1);《GZH 型热针电针综合治疗仪的研制及热针作用机理的临床研究》获 1996 年云南省科技进步三等奖(排名第 1)。GZH 型热针电针综合治疗仪 1997 年 8 月 23 日获国家发明专利(专利号:ZL 96 2 10141.9)(设计人排名第 1)。"热针仪治疗腰椎间盘突出症技术"遴选为国家中医药管理局第四批中医临床适宜技术推广计划项目。

管遵惠治学严谨。他主持的科研项目《蜂针经穴疗法的临床研究》获 1999 年云南省科学技术进步三等奖;《管正斋老中医子午流注灵龟八法学术经验的整理研究》获 2007 年云南省科技进步三等奖;《舌针疗法的整理及临床研究》获云南省 2011 年度卫生科技成果奖二等奖。他先后获原卫生部、云南省、昆明市科技进步奖 12 项。获国家发明专利及优秀发明奖 5 项。

管遵惠继承和发展了家父的学术思想,编著的《论经络学说的理论及临床运用》一书,云南人民出版社,1984 年 7 月出版。本书 1986 年 6 月获全国西北、西南地区优秀科技图书二等奖;1987 年 2 月获云南省优秀科技图书二等奖。管遵惠总结、传承管氏针灸学术流派的学术学术思想和临床经验,主编出版的学术专著主要有:《热针疗法》,云南科技出版社 2000 年 9 月第 1 版;《杏林采叶》,云南民族出版社 2002 年 7 月第 1 版;《杏轩针经——管正斋针灸学术经验精要》,云南科技出版社 2002 年

8月第1版;《管氏针灸经验集》，人民卫生出版社2003年2月第1版;《中国现代百名中医临床家丛书——管遵惠》，中国中医药出版社2007年4月第1版;《管氏针灸经络辨证针灸法》，中国中医药出版社2013年3月第1版;《管遵惠针余笔谈》，人民卫生出版社 2013年5月第1版;《管氏特殊针法集萃》，中国中医药出版社2014年9月第1版;《管氏针灸医学流派　管氏针灸三代传人医学论文选粹》，云南科技出版社2015年4月第1版;《管氏针灸经验集》，人民卫生出版社2016年7月第2版等11部。

　　管遵惠1991年获"昆明市有突出贡献的优秀专家"称号，1992年享受国务院政府特殊津贴;1994年获"云南省有突出贡献优秀专业人才"称号;1996年云南省人民政府授予"云南省名中医";1997年评为全国第二批老中医药专家学术经验继承工作指导老师;2002年被确定为云南省首批中医师带徒指导老师;2003年遴选为全国第三批老中医药专家学术经验继承工作指导老师;2011年国家中医药管理局确定为全国名老中医传承工作室建设项目专家;2012年遴选为云南省第三批中医药师带徒指导老师;2012年确定为第一批全国中医学术流派"管氏特殊针法学术流派传承工作室"项目负责人。

　　管遵惠的授业弟子有:管傲然、管薇薇、徐杰、谭保华、丁丽玲、郭翠萍、易荣、叶建、黄开云、王林、李群、王苏娜、黄培冬、王祖红、徐文君、刘琼、罗超、张黎恒、袁志强、辛坤、朱玲、赵福修、陈宁、李开凤、胡龄元、段志斌等。

·············· 参考文献 ··············

1. 梅焕慈, 承为奋. 悼念承淡安先生——追纪中国针灸学研究社成立五十周年. 云南中医杂志, 1980, (6): 13.

2. 张德厚. 云南中医学院院史(1960—1988). 昆明: 云南科技出版社, 1989.

3. 陈恩科, 张德厚. 云南中医学院院史(1960—1999). 昆明: 云南科技出版社, 2000.

4. 邱纪凤. 云南著名针灸专家管正斋. 云南中医学院学报, 1994, 17(4): 43-45.

5. 管遵惠. 杏轩针经——管正斋针灸学术经验精要. 昆明: 云南科技出版社, 2002.

6. 管遵惠, 管薇薇. 管氏针灸经络辨证针灸法. 北京: 中国中医药出版社, 2013.

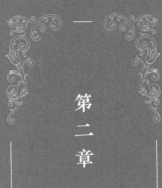

第二章　管氏针刺手法

针刺手法是针灸学的重要组成内容，是针灸疗法获取疗效的重要条件。针刺补泻手法，是针灸临床最精细的操作技巧。《灵枢·官针》篇说："故用针者，不知年之所加，气之盛衰，虚实之所起，不可以为工也。"指出不明年、气的盛衰，不根据虚实而施补泻，不能算是技术高明的医生。《难经·七十三难》曰："补者不可以为泻，泻者不可以为补"，"实实虚虚，损不足而益有余"，都会给病者带来不良后果。为此，《灵枢·邪气藏府病形》篇郑重告诫："补泻反则病益笃。"《金针赋》说："须要明于补泻，方可起于倾危。"均强调了补虚泻实的原则是不能违反的。《备急千金要方》说："凡用针之法，以补泻为先"。明代医家马莳真知灼见地指出："针灸不灵，是手法不明。"故历代医家均十分重视针刺手法的研究。

管氏针刺手法，遵循《内经》《难经》的针刺手法理论；在补泻手法操作方面，在家传针灸手法的基础上，汲取了《针灸大成》杨氏手法特点，形成了从学术理论到临床操作均独具特色的针灸学术流派和管氏针刺手法体系。

✧ 第一节　管氏下针十法

"下针十法"指进、退、捻、留、捣、弹、搓、努、盘、飞，是管氏针刺手法的重要组成部分。它不同于明代高武的"神针八法"（安神定志、按穴进针为一法，龙虎交战为二法，随咳进针为三法，行针催气为四法，凤凰展翅为五法，饿马摇铃为六法，晕针热汤服之为七法，消除滞针为八法）；亦有别于杨继洲的"下手八法"（揣、爪、搓、弹、摇、扪、循、捻）。"下针十法"精辟概括了管氏针刺基本手法，是针刺补泻手法的基础。

一、进

医患均应定息，审定穴位，以爪切之，选穴准确，进皮贵速；进针后，按其补泻，慢进或快进。

二、退

分三部按部缓退或捻转提针；亦可按其补泻疾退或徐退。

三、捻

大指向前捻针，食指向后，左转为补；大指向后捻针，食指向前，右转为泻。轻度捻转行针，有候气、催气、行气作用。

四、留

留就是进针后，将针留置于穴内，让其停留一定时间后出针。一般分为"静留针法"（静留以待气至）；"动留针法"（行针后复留针）；"提留针法"（由深至浅，留后出针）。

五、捣

针刺达穴内一定深度后，在原处轻出重入，不断提捣，使针尖原位上下小幅度提插和旋转。捣时应以腕关节的震颤为主，犹似雀啄食般快速进退。捣法主要用以催气、行气，有加强针感，使气留针下不去的作用。

六、弹

分弹叩穴位法和弹叩针柄法。弹叩穴位法是以中指弹叩要刺的穴位，使脉络气血随弹叩而充实。弹叩针柄法是用食指或拇指轻轻弹叩刺入穴内的针柄尾部，使针体振颤。有催气、导气和加强补泻的作用。

七、搓

搓法一般是由食指末节横纹开始，用拇指如搓线样向前搓至食指端，以针下沉紧有被肌肉缠着感为度；由食指末节横纹向食指端搓，为左、为内、为补，常可产生热感；由食指端向食指末节横纹搓，为右、为外、为泻，时有产生凉感。亦可将针朝一个方向搓转，有进而无退，使肌纤维适度地缠住针体，再行"拽拉升提"或"拽拉行气"手法。

八、努

努法又称弩法。得气后将针稍提，用拇、食指夹持针柄，中指侧压针身使针体弯曲成弩弓之状，有行气引气作用。另一种是用拇指、食指捻动针柄，中指侧压针身使之成弯弓状的努法，又名飞针法。

九、盘

盘法主要用于腹、腰及四肢肌肉肥厚的部位。针刺到腧穴深部（地部），行针得气后，将针提至人部或天部，将针扳倒，与皮肤呈25°～45°角，缓慢圆形盘旋，一般向左顺时针盘按转动为补；反之，向右逆时针盘提转动为泻。

十、飞

用拇、食指两指捻搓针柄，一搓一放，一合一张，如飞腾之象，临床操作，分为"凤凰理羽"，"凤凰展翅"手法。主要用于催气、行气、疏导经气和轻补、轻泻手法。

▶ 视频1 ｜ 管氏下针十法

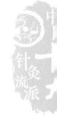

✦ 第二节　管氏乾坤午阴针法

管氏引用宋代邵康节所言："天一，地二，天三，地四，天五，此天地之数也。天本为乾，地本为坤"。故将单针透刺法、两针傍刺法、三针齐刺法、四针恢刺法、五针扬刺法及多针连刺法六种针刺方法归纳为"乾坤六刺法"。李梴《医学入门》："言六者，即午阴也"。故又称乾坤午阴针法。

一、单针透刺法

1．针刺方法　管氏单针透刺法，源于《内经》"关刺""短刺"理论，但在临床运用上，又有所发展。管氏单针透刺法分深针短刺法、循经透刺法、经穴透刺法、过梁针透刺法四种。深针，是指进针较深，短，是接近的意思。《灵枢·官针》篇："短刺者，刺骨痹稍摇而深之，致针骨所，以上下摩骨也，"深针短刺法是慢慢进针稍摇动其针而深入，在近骨之处将针上下轻轻提插。主要用于四肢关节部位的骨痹等深部病痛。循经透刺法是根据病情和补泻手法的不同要求，采取"迎"或"随"经脉透刺的针法，主要应用于背部和腹部的经脉。经穴透刺法则是采取一针透二穴；或一针透数穴的方法。如支沟透间使，阳陵泉透阴陵泉，颔厌透曲鬓等。过梁针透刺法，主要应用于四肢部。选用 26 号（或 28 号）过梁针，采用单手两指疾速直刺法，进皮后，左手挟持针身，右手小弧度捻转，缓慢进针，进针到穴位深度一半时，左手扶托于穴位肢体的对侧，以探测针尖到达的位置，直至针刺到对侧皮下。

2．临床运用　单针透刺法主要用于痹证、痿证、癔症性瘫痪、脊髓损伤、外伤性截瘫、胃下垂、子宫脱垂、血管神经性头痛、类风湿关节炎等。

二、两针傍刺法

1．针刺方法　《灵枢·官针》篇："傍针刺者，直刺傍刺各一，以治留痹久居者也。"傍针刺法即：正入一针，傍入一针。

2．临床运用　攒眉穴傍针刺：先从攒竹穴进1针，针尖到达眉中眶上裂，左手拇指压按针尖，使针身紧贴眼眶，右手持针捻转36次；再从阳白穴直下1针，使针尖向下刺到眉中眶上裂，与第一针尖相遇，左手拇指压按针尖，使针尖紧贴眶上裂，右手持针捻转36次，为一度手法，治疗"皮层性呃逆"，疗效显著。运用环跳穴傍针刺治疗坐骨神经痛；秩边穴傍针刺治疗腰椎间盘突出症，亦有较好的临床疗效。

三、三针齐刺法

1．针刺方法　《灵枢·官针》篇："齐刺者，直入一傍入二，以治寒气小深者，或曰三刺。三刺者，治痹气小深者也。"

2．临床运用　风湿性关节炎，风湿性肌纤维质炎，类风湿关节炎，三叉神经痛，颞颌关节功能紊乱综合征，血管神经性头痛，肱骨外上髁炎，腱鞘炎等。如管老运用面穴齐刺法治疗颞颌关节功能紊乱综合征，疗效显著。针法：下关穴直刺，进针深度 1 ～ 1.2 寸；太阳透下关穴，向下斜刺或平刺，进针深度 1.2 ～ 1.5 寸；颊车透下关，向上平刺 1.2 ～ 1.5 寸。对身体较强壮、神经类型较稳定的患者，可在针刺得气后，太阳、颊车加用电针，采用连续波，频率 80 ～ 100 次 / 分，留针 20 分钟。运用"平针齐刺法"治疗肱桡滑囊炎；平针齐刺飞翅穴，治疗项背疼痛等症，均有穴少功宏之效。

四、四针恢刺法

1. 针刺方法 《灵枢·官针》篇："恢刺者，直刺傍之，举之前后，恢筋急，以治筋痹也"。

《内经》所述的恢刺方法是：直刺在筋的旁边，或前或后的提插捻运，扩大针孔，以舒缓筋急的现象，适用于治疗筋脉拘挛而疼痛的筋痹病。

管氏在《内经》恢刺的基础上，发展为"四针恢刺法"，主要治疗肌肉、肌腱、韧带等挛急疼痛的病症。如取穴虎口、大骨空、后骨空（大骨空与阳溪穴之连线上，拇指掌关节背侧正中陷中）、地神穴（位于手拇指与掌交界之横纹中点），四针恢刺治疗屈指拇肌腱鞘炎。脑炎后遗症或中风后遗症患者的跟腱挛缩、足下垂：昆仑、太溪、复溜、跗阳四针恢刺，解溪、商丘、丘墟、脑清四针恢刺，交替取穴。肘关节挛急疼痛：尺泽、曲泽、少海、天井四针恢刺法。本法对缓解肌腱挛缩和关节疼痛有较好疗效。

2.临床运用　屈指拇肌腱鞘炎、肌筋膜炎、腓肠肌痉挛、斜方肌痉挛、颈椎间盘突出症、颈椎病、肌肉关节挛缩疼痛、软组织挫伤等。

五、五针扬刺法

1.针刺方法　《灵枢·官针》篇:"扬刺者,正内一傍内四而浮之,以治寒气之博大者也。"

《内经》扬刺法:正中刺一针,四旁散在的刺四针,都用浅刺法,主要治疗寒气稽留面积较广而浅的病症。管氏发展了扬刺针法,扩大了扬刺治疗范围。

2.临床运用　管氏运用扬刺法治疗腱鞘囊肿,在囊肿的上下左右各平刺一针,再从囊肿隆起最高点直刺一针至囊底,治疗腕关节腱鞘囊肿。督阳五花针刺法:先针大椎穴,次针崇骨、陶道,再针定喘,主治头项强痛、恶寒发热、咳嗽哮喘等。或先针灵台,次针心俞、膈俞,治疗肺结核、背痛疔疮、肋间神经痛等。任阴梅花刺针法:先针中脘,次针上脘、建里,再针梁门,主治胃脘疼痛,呕吐呃逆,纳呆泄痢等;或先针关元,次针中极、石门,再针水道,主治宫寒不孕,阳痿早泄,尿频、尿闭等。

六、多针连刺法

1．针刺方法　《内经》中的多针刺法，主要有齐刺、扬刺、傍针刺、赞刺、豹文刺等。"多针连刺法"是《内经》多针刺法的发展，临床运用时分浮刺法和连刺法两种针法。多针浮刺法治疗因感受风寒引起的背阔肌、冈内侧肌拘急疼痛、斜方肌痉挛等。管氏汲取输刺进针较深的特点，对颈椎病、腰椎间盘突出症采用多针连刺法。如脊椎九宫穴多针连刺法：依据 CT 扫描及临床检查，以压痛点最显著的病变椎节棘突间定为中宫，沿督脉在中宫上下棘突间定乾宫、坤宫，挟乾宫、中宫、坤宫旁开 1 ~ 1.5 寸，依次定取巽、兑、坎、离、艮、震六宫穴。进针顺序为：先针中宫，次针乾宫、坤宫，直刺或略向上斜刺 0.8 ~ 1.2 寸，依次取巽、兑、坎、离、艮、震六宫穴，针尖斜向椎体，进针 1.2 ~ 2 寸，获得针感后，按"洛书九宫数"行针；或根据病情施以补泻手法。

2．临床运用　常用于风湿性肌纤维质炎，肌筋膜炎，皮神经炎，神经性皮炎，荨麻疹，脊柱骨关节炎，急、慢性腰骶关节劳损，颈椎病，腰椎间盘突出症等。

▶ 视频 2 ｜管氏乾坤午阴针法

✦ 第三节　管氏初级补泻手法

一、补法

乘患者呼气时进针；入皮后，缓慢分几度捻进；行针时，着力在针尖，插的手法多，提的手法少；捻针时，拇指向前用力重而急，拇指向后用力轻而缓，针感缓和而感应较小；留针时间短或不留针；乘患者吸气出针，出针时快而轻；出针后揉按针孔。

二、泻法

乘患者吸气时进针；入皮后，进针疾速，很快地插到所需的深度；行针时，提的手法多，插的手法少；捻针时，拇指向后用力重而急，拇指向前用力轻而缓。留针时间长，在留针过程中加强手法捻转行针，力求感应较重和循经感传，乘患者呼气出针；出针缓慢并摇大针孔；出针后不按揉针孔。

▶ 视频 3 ｜ 管氏初级补泻手法

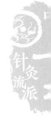

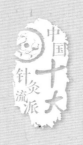

中国十大针灸流派

管氏
特殊针法流派
临床经验全图解

第三章　管氏经验穴

管氏五十余载的针灸临床行医生涯中，精熟经络穴位之要，根据医理匠心独具地创立了许多经验穴，治疗某些病症常常妙起沉疴。这些经验穴，不仅给后人留下了宝贵的学术经验，亦丰富了腧穴学的内容。

❖ 第一节　管氏常用经验穴

管氏常用经验穴有 38 个。其中头面部 7 穴，颈项部 7 穴，上肢部 6 穴，躯干部 5 穴，后背部 3 穴，下肢部 10 穴。现按位置、主治及刺灸法分述如下。

一、头面部 7 穴

头面部的 7 个穴位，包括上睛明、下睛明、内明、外明、地关、颊内、耳灵。

1. 上睛明

位置：在目内眦上方 0.3 寸，左右各一穴。

主治：目赤肿痛、近视、夜盲、眼胞振跳、眼睑麻痹、目外斜视。

刺灸法：嘱患者闭目，左手将眼球推向外侧固定，针沿眼眶边缘缓缓刺入 0.5 ~ 0.8 寸，不宜做大幅度提插、捻转；禁灸。

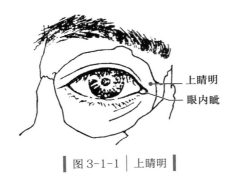

图 3-1-1 │ 上睛明

2. 下睛明

位置：在目内眦下方 0.3 寸，左右各一穴。

主治：目赤肿痛，迎风流泪，眼胞振跳，眼睑麻痹，目外斜视。

刺灸法：同上睛明。

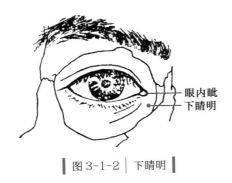

图 3-1-2 │ 下睛明

3. 内明

位置：在眼眶上缘内上角凹陷处，内眦角上约 0.5 寸，左右各一穴。

主治：近视，青光眼，白内障，结膜炎，外斜视，视神经萎缩，色盲。

刺灸法：嘱患者眼睛向下看，沿眶上缘向眶尖刺入 0.8 ~ 1.5 寸，针感有麻木或触电样感觉；禁灸。

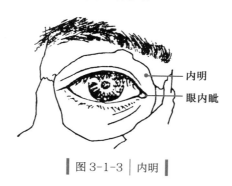

图 3-1-3 ｜内明

4. 外明

位置：眼外眦角上 0.3 寸，眶上缘内方，左右各一穴。

主治：屈光不正，结膜云翳，视神经萎缩，白内障，色盲。

刺灸法：沿眶上缘向眶尖刺 1 ~ 1.5 寸，针感有眼胀或触电感；禁灸。

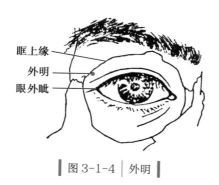

图 3-1-4 ｜外明

5. 地关

位置：地仓与下关穴连线之下三分之一处取穴，左右各一穴。

主治：面神经麻痹，面肌痉挛，三叉神经痛。

刺灸法：向下关穴方向平针透刺 1 ～ 1.2 寸；可灸。

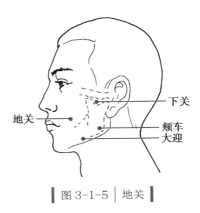

图 3-1-5 │ 地关

6. 颊内

位置：正坐仰靠张口，口角向后 1.5 寸的口腔内颊黏膜取穴，左右各一穴。

主治：面神经麻痹，面肌痉挛，齿龈溃烂。

刺灸法：点刺，或向后斜刺 0.3 ～ 0.5 寸，不留针；不灸。

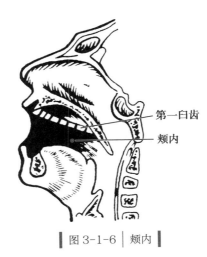

图 3-1-6 │ 颊内

7. 耳灵

位置：耳廓与乳突交界之凹陷处，前方直对听宫穴，左右各一穴。

主治：耳聋，耳鸣，头痛，痉病。

刺灸法：直刺0.5～1寸；可灸。

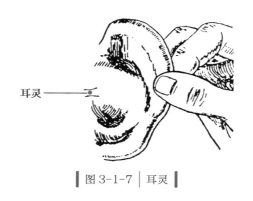

图 3-1-7 | 耳灵

二、颈项部 7 穴

颈项部 7 穴包括：音亮、声响、翳聪、坤柱、颈灵五、颈灵六、压肩。

1. 音亮

位置：患者正坐仰首，约在廉泉穴与天突穴之中点，甲状软骨下缘与环状软骨弓上缘之间的微凹处，单穴。

主治：暴喑，声带麻痹，癔症性失语，呃逆，慢性喉炎。

刺灸法：用28号1.5寸毫针垂直进针，快速透皮，进针后

针尖略向上，缓慢刺进，斜刺 1 ~ 1.2 寸，会引起反射性咳嗽，
不留针；不灸。

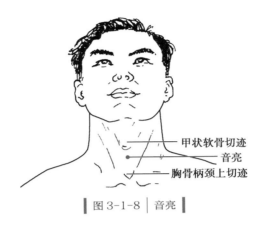

图 3-1-8 | 音亮

2. 声响

位置：甲状软骨上切迹上缘，单穴。

主治：癔症性失语，慢性咽炎，声带麻痹。

刺灸法：针尖略向下斜刺 1 ~ 1.2 寸，会引起反射性咳嗽，
不留针；不灸。

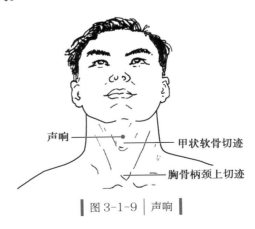

图 3-1-9 | 声响

3. 翳聪

位置: 在翳风穴后下 1.5 寸, 约在翳风穴与风池穴连线之中点下 0.5 寸, 左右各一穴。

注治: 耳聋, 耳鸣, 眩晕, 头痛, 失眠, 精神病, 目疾。

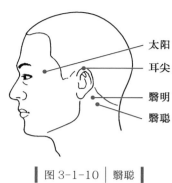

图 3-1-10 翳聪

刺灸法: 直刺 0.8 ~ 1 寸; 或针尖朝耳中方向, 略向上斜刺 1.2 寸; 可灸。

4. 坤柱

位置: 在第四、五颈椎棘突之间, 旁开 1.5 寸, 左右各一穴。

主治: 颈椎病, 后头痛, 肩背酸痛, 咽喉痛。

刺灸法: 直刺 0.8 ~ 1 寸; 可灸。

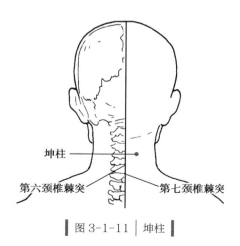

图 3-1-11 坤柱

5. 颈灵五

位置：在第五、六颈椎棘突之间，旁开 1 寸，左右各一穴。

主治：颈椎病，颈项强病，肩背酸痛，手臂麻木。

刺灸法：略向椎体方向斜刺 1 ~ 1.2 寸；可灸。

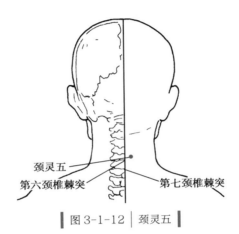

| 图 3-1-12 | 颈灵五

6. 颈灵六

位置：在第六、七颈椎棘突之间旁开 1 寸，左右各一穴。

主治：颈椎病，颈项强病，肩背酸痛，手臂麻木，高血压。

刺灸法：直刺或略向椎体方向斜刺 1 ~ 1.2 寸；可灸。

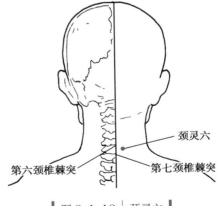

| 图 3-1-13 | 颈灵六

7. 压肩

位置: 患者正坐, 头微前倾, 于后正中线第六、七颈椎棘突之间旁开 3.5 寸, 左右各一穴。

主治: 颈项强痛, 落枕, 肩臂酸痛。

刺灸法: 直刺 0.3 ~ 0.5 寸; 可灸。

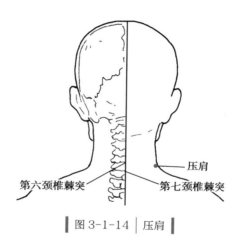

第六颈椎棘突　　　　　　　　第七颈椎棘突

图 3-1-14 ｜ 压肩 ｜

三、上肢部 6 穴

上肢部 6 穴包括: 臂宁、顺臂、望泉、承肩、后骨孔、地神。

1. 臂宁

位置: 腋窝之前端, 胸大肌停止部。手指触头仰掌 (或曲肘手掌按于后枕), 腋窝前端, 胸臂腔隙凹陷为上臂宁, 上臂宁斜下 1 寸, 肌腱下方为下臂宁, 二穴合称臂宁穴, 左右各一对。

主治：上肢麻痹，痿软乏力，上肢颤抖，强直痉挛；胸闷气短，肩臂疼痛，上肢冷痛，手指拘挛。

刺灸法：直刺 0.5～0.8 寸，针感达手指，上肢酸麻，有电击感；可灸。

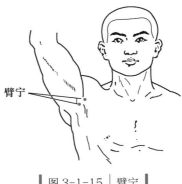

| 图 3-1-15 | 臂宁 |

2. 顺臂

位置：在肩关节前下方，垂臂，在腋前皱襞上 2 寸处取穴，左右各一穴。

主治：肩臂痛，手臂不能上举、外展，臂肘挛急。

刺灸法：直刺 0.8 寸～1 寸；可灸。

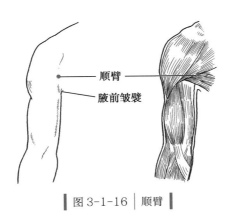

| 图 3-1-16 | 顺臂 |

3. 望泉

位置：上臂外展，在腋窝正中后方 0.5 寸，腋动脉跳动处后缘，左右各一穴。

主治：肩臂疼痛，上肢麻木，手臂颤抖，肘臂冷痛，臂肘拘挛，肩臂不能上举。

刺灸法：避开动脉，直刺0.3～0.5寸；可灸。

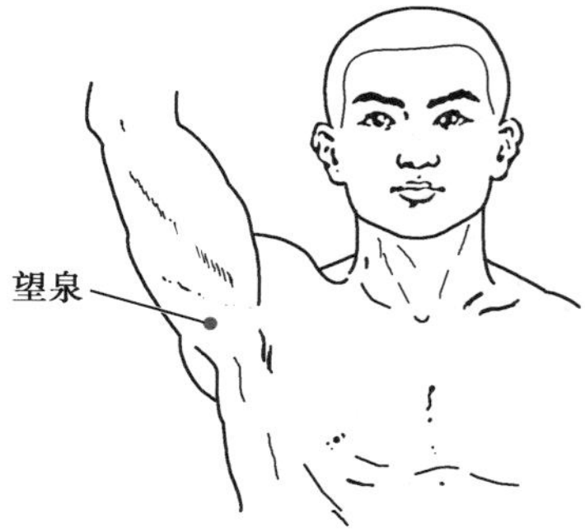

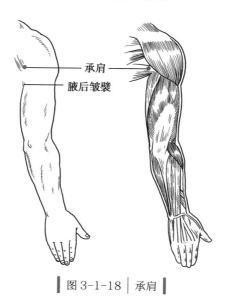

图 3-1-17 | 望泉

4. 承肩

位置：肩关节后下方，当上臂内收时，腋后纹头上 2 寸处取穴，左右各一穴。

主治：肩胛疼痛，手臂酸麻，肩臂不能内收。

刺灸法：直刺 1.2～1.5 寸；可灸。

图 3-1-18 | 承肩

国家中医药管理局厘定中国十大针灸流派

5. 后骨空

位置：拇指背侧第一掌指关节尖上取穴，左右各一穴。

主治：拇指关节疼痛，不能屈伸活动。

刺灸法：向腕部平刺0.5～0.8寸；可灸。

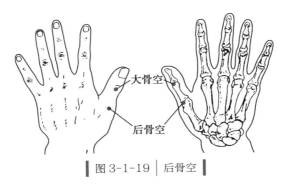

图 3-1-19 | 后骨空

6. 地神

位置：位于手拇指与掌交界之横纹中点，左右各一穴。

主治：拇指关节疼痛，屈伸不利，拇指弹响，声音嘶哑，胸闷气短。

刺灸法：直刺0.3～0.5寸；可灸。

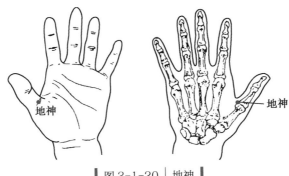

图 3-1-20 | 地神

四、躯干部5穴

躯干部5穴，包括阴阳合、阳顶、阴山、金根、玉门。

1. 阴阳合

位置：耻骨联合下缘，阴茎根正中上缘；女性在大阴唇顶端边缘处，单穴。

主治：阳痿，遗精，遗尿；月经不调，赤白带下，痛经，外阴肿痛。

刺灸法：直刺0.8～1.2寸；可灸。

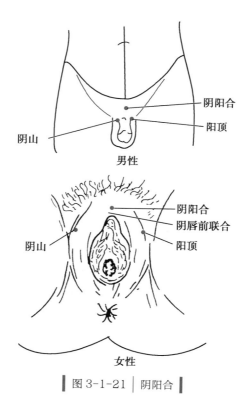

阴阳合
阳顶
阴山
男性

阴阳合
阴唇前联合
阳顶
阴山
女性

图 3-1-21 │ 阴阳合

2. 阳顶

位置：阴茎根左侧中央边缘；女性在阴蒂水平方向左侧大阴唇外廉，单穴。

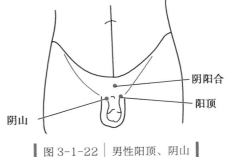

图 3-1-22 男性阳顶、阴山

主治：前阴肿痛，阳痿，遗精，遗尿；月经不调，赤白带下。

刺灸法：直刺 0.8 ~ 1.2 寸；可灸。

3. 阴山

位置：阴茎根右侧中央边缘；女性在阴蒂水平方向右侧大阴唇外廉，单穴。

主治：前阴肿痛，阳痿，遗精，遗尿；月经不调，赤白带下。

刺灸法：直刺 0.8 ~ 1.2 寸，可灸。

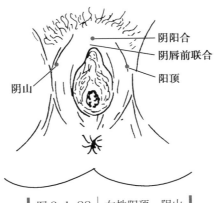

图 3-1-23 女性阳顶、阴山

4. 金根

位置：平阴茎下边缘，左侧阴囊根部与腹股沟交界处；女性平阴道口左侧大阴唇边缘。

主治：阳痿，遗尿，睾丸炎；月经不调，赤白带下，外阴痒痛。

刺灸法：直刺0.8～1寸；可灸。

5. 玉门

位置：平阴茎下边缘，右侧阴囊根部与腹股沟交界处；女性平阴道口右侧大阴唇边缘。

主治：阳痿，遗尿，睾丸炎；月经不调，赤血带下，外阴痒痛。

刺灸法：直刺0.8～1寸；可灸。

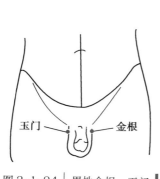

图 3-1-24 │ 男性金根、玉门

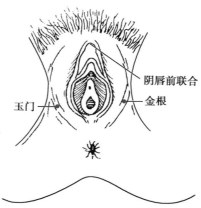

图 3-1-25 │ 女性金根、玉门

五、后背部 3 穴

后背部 3 穴，分别为上飞翅、翅根、下飞翅。

1. 上飞翅

位置：在肩胛间区，肩胛骨边缘处，当肩胛冈内端上边缘，平第二胸椎棘突，距督脉 3.2 寸，左右各一穴。

主治：颈项强痛、肩胛痛、肩臂痛、肩背拘急；目赤肿痛、咽痛、失眠多梦。

刺灸法：伏案正坐，两手抱肘，横平放案上，使肩胛骨外展开，肩胛冈突起，选用 28 号 2 寸毫针，左手拇、食两指将上飞翅部位的皮肤捏起，右手持针从捏起的上端刺入，针柄与脊柱平行，缓慢由皮下向下透刺，进针时需随时探查针尖位置，勿使针尖偏向胸腔方向过深；可灸。

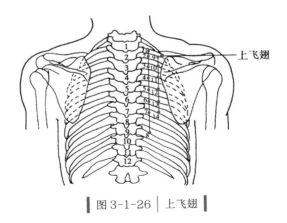

图 3-1-26 ｜ 上飞翅

2. 翅根

位置：肩胛骨边缘处，当肩胛冈内侧边缘，平第四、五胸椎棘突之间，距督脉3寸，左右各一穴。

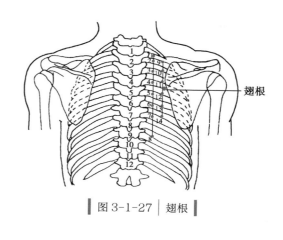

主治：肩胛痛、肩臂痛、肩背拘急；乳汁分泌不足、食管炎。

图 3-1-27 │ 翅根 │

刺灸法：取28号2寸毫针，左手指按其穴位，右手持针着穴上，向外横刺1～1.2寸，针达肩胛冈下；可灸。

3. 下飞翅

位置：肩胛角边缘处，当第七胸椎棘突下旁开4寸，左右各一穴。

主治：肩胛痛、肩背拘急；乳汁分泌不足、食管炎、胃痛、胆囊炎。

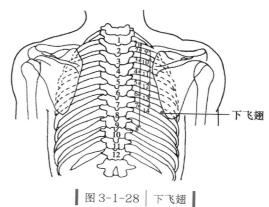

刺灸法：找准穴位后，用28号2寸毫针刺入穴位后，沿

图 3-1-28 │ 下飞翅 │

肩胛骨边缘向上透刺，针刺透向上飞翅；可灸。

六、下肢部 10 穴

下肢部 10 穴，包括下灵、迈步、阳委 1、膝内廉、膝外廉、膝下、中验、平顶、跟腱、肾根。

1. 下灵

位置：俯卧，骶骨管裂孔水平线旁开 4.5 寸为内下灵，再外开 3.5 寸为外下灵，内外二穴合称下灵穴，左右各一对。

主治：外伤性截瘫，癔症性瘫痪。

刺灸法：先针内下灵，直刺 4 寸，针感放射至足底，再针外下灵 4 寸，傍针刺法，以下肢抽搐为佳；可灸。

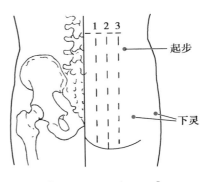

图 3-1-29 | 下灵

2. 迈步

位置：髀关穴下 2.5 寸。大腿伸侧，髂前上棘与膑骨基底连线上，平臀下皱襞下约三横指，左右各一穴。

主治：下肢瘫痪，股膝疼

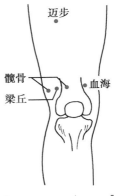

图 3-1-30 | 迈步

痛，癔症性瘫痪，下肢痿软，足下垂。

刺灸法：直刺 1.5 ～ 3 寸；可灸。

3. 阳委 1

位置：仰卧或侧卧，股骨外上髁上方，腘骨外缘水平上 1.5 寸，股二头肌腱与股外侧肌之间凹陷处，左右各一穴。

主治：外伤性截瘫，癔症性瘫痪，中风后遗症。

刺灸法：直刺 3 ～ 4 寸，过梁针法，可灸。

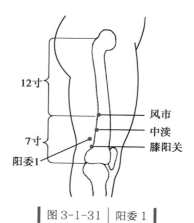

| 图 3-1-31 | 阳委 1 |

4. 膝内廉

位置：平内膝眼水平线，膝下穴内 3 寸胫侧副韧带上，股骨与胫骨之间的骨缝处，左右各一穴。

主治：创伤性膝关节痛，膝关节软组织挫伤，退行性膝关节炎，腿膝肿痛。

刺灸法：从前内向后针，与髁状面成 45° 角斜刺 0.5 ～ 1 寸，或平刺 1 寸，可灸。

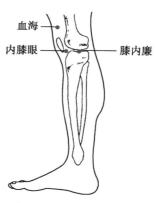

| 图 3-1-32 | 膝内廉 |

5. 膝外廉

位置：平外膝眼水平线，膝下穴外 3 寸腓侧副韧带上，股骨与胫骨之间的骨缝处，左右各一穴。

主治：创伤性膝关节痛，膝关节软组织挫伤，退行性膝关节炎，腿膝肿痛。

刺灸法：由前向后斜刺 0.5 ~ 1 寸，或平刺 1 寸；可灸。

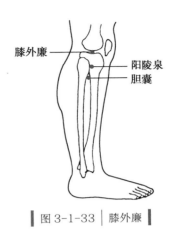

图 3-1-33 ｜ 膝外廉

6. 膝下

位置：屈膝，在膑骨下方，内外膝眼之间，膑韧带中点，左右各一穴。

主治：膝关节痛，屈伸不利。

刺灸法：直刺 0.5 ~ 0.8 寸；可灸。

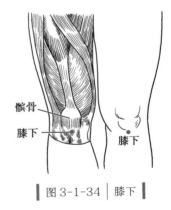

图 3-1-34 ｜ 膝下

7. 中验

位置：正坐屈膝或侧卧，于阳陵泉后方，腓骨小头后缘凹陷处取穴，左右各一穴。

主治：膝胫酸痛，下肢痿，足下垂，足内翻。

刺灸法：直刺 1 ~ 1.5 寸；可灸。

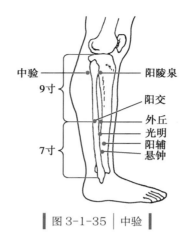

图 3-1-35 │ 中验

8. 平顶

位置：外膝眼下 3 寸，胫骨嵴旁开 2 寸，左右各一穴。

主治：下肢痿软，半身不遂，截瘫，癔症性瘫痪。

刺灸法：直刺 1.5 ~ 2 寸，或过梁针法；可灸。

9. 跟腱

位置：昆仑穴与太溪穴连线上跟腱之中点，左右各一穴。

主治：足跟痛，腰腿痛，坐骨神经痛，下肢痿软。

刺灸法：直刺 0.8 ~ 1 寸；可灸。

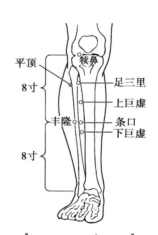

图 3-1-36 │ 平顶

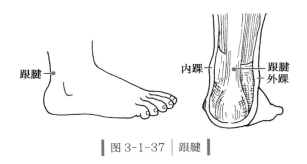

图 3-1-37 │ 跟腱

10. 肾根

位置：足跟正中前缘，卷足时，在足心后三分之一取穴，左右各一穴。

主治：足跟痛，下肢瘫痪，腰腿痛，失眠，痴呆。

刺灸法：直刺 0.5 ~ 0.8 寸；可灸。

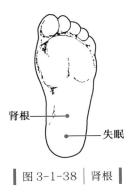

图 3-1-38 │ 肾根

◆ 第二节　管氏集合穴

集：即集中；合：即联合。故"集合"是指集中联合使用之意。"集合穴"是指对某些病证或特定部位的疾病，有特殊疗效的几个穴位的组合。管氏集合穴中，有双穴集合，如攒眉穴；有三穴集合，如飞翅三穴；有六穴集合，如阴阳六合穴；有九穴集合，如脊椎九宫穴等。其中六穴集合穴，共有十组，因与天干相应，故又称为"天干集合穴"。现分别叙述如下：

一、攒眉穴

主治：呃逆、郁证、头痛。

位置与刺灸法：眉毛之内侧端，眶上切迹处，为穴位之内起点，眉中间眶上裂为穴位之中心。双针平刺眉头与眉中这个部位统称攒眉穴。选用28号或30号1.5寸毫针，先从攒竹穴部位进针，针尖到达眉中眶上裂，左手拇指按压针尖，使针身紧贴眼眶，右手持针捻转36次，为一度手法；再从阳白穴进一针，使针尖向下刺到眉中眶上裂，与第一针尖相会，左手拇指按压针尖，使针尖紧贴眶上裂，右手持针捻转36次，留针20分钟，其间二针再各行一度手法，即可出针。此穴针感强烈，行针时，患者易流泪；中风后不能言语的患者会有摇头、蹙眉、挤眼等动作。

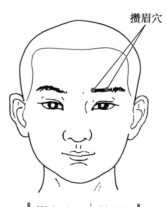

图 3-2-1 | 攒眉穴

国家中医药管理局厘定中国十大针灸流派

二、飞翅三穴

组成：上飞翅、下飞翅、翅根。

主治：颈项强痛、肩胛痛、肩臂痛、肩背拘急；胃痛、食管炎、胆囊炎；失眠多梦、乳汁分泌不足、咽痛、目赤肿痛等。

位置与刺灸法：上飞翅：在肩胛冈内端上边缘，平第二胸椎棘突，距背正中线3.2寸。下飞翅：在肩胛冈内侧缘，平肩胛骨下角，第七胸椎棘突下旁开4寸。翅根：在肩胛冈内侧边缘，平第四、五胸椎棘突之间，距离背正中线3寸。伏案正坐，两手抱肘，横平放案上，使肩胛骨外开，肩胛冈突起，先针上飞翅，选用28号2寸针灸毫针，左手拇、食两指将上飞翅部位的皮肤捏起，右手持针从捏起的上端刺入，针柄与脊柱平行，缓慢由皮下由上向下透刺，进针时需随时探查针尖位置，勿使针尖偏向胸腔方向针刺过深。次取下飞翅，用28号2寸针由下向上沿皮透刺，使之与上飞翅穴针尖相对。最后再针翅根穴，左手指按其穴位，右手持针着穴上，向外横刺1～1.2寸，针达肩胛骨下。进针到达应针深度后，嘱患者缓慢地做深呼吸，患者吸气时，拇指向后单向捻转，当针捻不动时（针身被肌纤维缠住），紧捏针柄，有节律地摇摆针尾；患者缓缓呼气时，拇指向前单向捻转，当针捻不动时，紧捏针柄，有节律地摇摆针尾。配合患者深呼吸，捻转行针36次为一度手法。留针20分钟，共行三度手法。亦可在留针期间，用电针机加电刺激，一般选用可调波，频率以60～80次／分为宜。

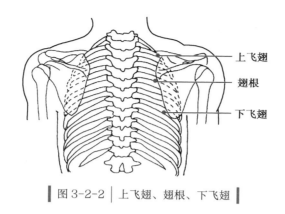

上飞翅

翅根

下飞翅

图 3-2-2 │ 上飞翅、翅根、下飞翅

三、眼病六明穴

组成：上睛明、下睛明、鱼腰、球后、内明、外明。

主治：眼部各种疾患。

位置与刺灸法：①上睛明（图 3-1-1）：目内眦上方 0.3 寸，刺灸法：嘱患者闭目，左手将眼球推向外侧固定，针沿眼眶外缘缓缓刺入 0.5 ～ 0.8 寸，不宜作大幅度提插、捻转；禁灸。②下睛明（图 3-1-2）：目内眦外下方 0.3 寸。刺灸法：同上睛明。③鱼腰：在眉中间，直对瞳孔，眶上裂中。刺灸法：平刺 0.3 ～ 0.5 寸；禁灸。④球后：眶下缘外 1/4 与内 3/4 交界处。目平视，于目眶下缘外 1/4 折点取穴。刺灸法：正常仰靠或平卧，嘱患者轻轻闭目，针尖沿眶下缘从外下向内上，朝视神经孔方向刺 0.5 ～ 1 寸；禁灸。⑤内明（图 3-1-3）：眶上缘内上角凹陷处，内上角内上方约 0.6 寸。刺灸法：患者眼睛向下看，沿眶上缘向眶尖方向刺 0.8 ～ 1.2 寸；禁灸。⑥外明（图 3-1-4）：眼外眦角上0.3寸，眶上缘内方，刺灸法：患者眼睛向下看，术者左手指将眼球推向内下方固定，沿眶上缘内眦尖方向刺入0.8～1.2寸；禁灸。

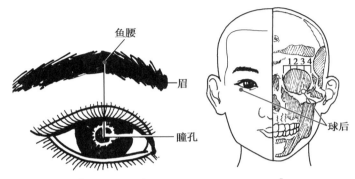

图3-2-3　眼病六明穴之鱼腰、球后

四、耳病六聪穴

组成：翳聪、耳灵、听会、角孙、翳风、听宫。

主治：耳部各种疾患。

位置与刺灸法：①翳聪（图3-1-10）：翳风穴后下方1.5寸，翳风穴与风池穴连线中点下0.5寸。刺灸法：直刺0.8～1.2寸；或针尖朝耳道方向，略向上方刺1.2寸；可灸。②耳灵（图3-1-7）：在耳廓与乳突交界凹陷处，前对听宫穴。刺灸法：直刺0.5～1寸；可灸。③听会：耳前陷中，耳屏间切迹前，下颌骨髁状突后缘，张口有空处取穴。刺灸法：直刺0.8～1.2寸；可灸。④角孙：耳廓上方，折耳在耳尖上端，颞颥部入发际处取穴。刺灸法：向后平刺0.8～1.2寸；可灸。

⑤翳风：耳垂后方，下颌角与乳突之间凹陷中。刺灸法：直刺 0.8～1.2 寸；可灸。⑥听宫：耳屏与下颌关节之间，微张口呈凹陷处，刺灸法：直刺 0.8～1 寸；可灸。

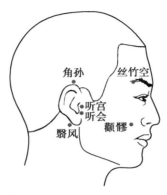

图 3-2-4 耳病六聪穴之听会、角孙、翳风、听宫

五、肩臂六灵穴

组成：臂宁、望泉、承肩、顺臂、肩髃、肩髎。

主治：肩臂疼痛，上肢痿痹麻木，手臂颤抖。

位置与刺灸法：①臂宁（图 3-1-15）：手指触头仰掌，腋窝前端，胸大肌停止部，胸臂、腔隙凹陷为上臂宁；上臂宁斜下 1 寸，肌腱下方为下臂宁，两穴合称臂宁穴。刺灸法：直刺 0.5～0.8 寸；可灸。②望泉（图 3-1-17）：曲肘手掌按于后枕，在腋窝正中后方 0.5 寸，腋动脉跳动处后缘。刺灸法：避开动脉，直到 0.3～1.3 寸；可灸。③承肩（图 3-1-18）：肩关节后下方，当上臂内收时，腋后纹头上 2 寸处取穴。刺灸法：

国家中医药管理局厘定中国十大针灸流派

直刺 1.2 ~ 1.5 寸；可灸。④肩髃：在肩峰前下方，肩峰与肱骨大结节之间，当上臂平举时，肩部出现两个凹陷处，前方凹陷处是穴。刺灸法：直刺 1.2 ~ 1.5 寸；可灸。⑤肩髎：在肩峰后下方，上臂外展平举，于肩髃穴后寸许之凹陷中取穴。刺灸法：直刺 1.2 ~ 1.5 寸；可灸。⑥顺臂（图 3-1-16）：肩关节前下方，垂臂，腋前皱襞上 2 寸处取穴。刺灸法：直刺 0.8 ~ 1 寸；可灸。

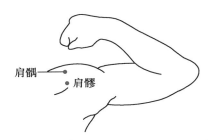

图 3-2-5 │ 肩臂六灵穴之肩髃、肩髎

六、拇指六通穴

组成：大骨空、后骨空、虎口、鱼际、地神、凤眼透明眼。

主治：拇指关节炎，拇指伸肌、屈肌腱鞘炎。

位置与刺灸法：①大骨空（图 3-1-19）：在手大拇指第二节尖上，拇指背侧指骨关节横纹中点取穴。刺灸法：针尖朝掌指关节方向平刺 0.5 ~ 0.8 寸；可灸。②后骨空（图 3-1-19）：拇指掌指关节背侧正中陷中，刺灸法：向腕部平刺 0.5 ~ 0.8 寸；可灸。③虎口：拇指、食指之指蹼中点上方赤白肉际处取穴。刺灸法：斜刺 0.5 ~ 0.8 寸，可灸。④鱼际：仰掌，在第一掌指关节后，掌骨中点，赤白肉际处取穴。刺灸法：直刺 0.5 ~ 0.8 寸；可灸。⑤地神（图 3-1-20）：位于手拇指与掌交界之横纹中点。刺灸法：直刺 0.3 ~ 0.5 寸，或向掌中平刺 0.5 ~ 0.8 寸；

可灸。⑥凤眼透明眼：拇指关节横纹桡侧端是凤眼穴；拇指关节横纹尺侧端明眼穴。刺灸法：屈指，从凤眼穴进针透至明眼穴，可灸。

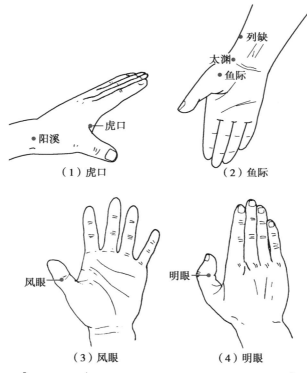

（1）虎口　　　　　　　（2）鱼际

（3）凤眼　　　　　　　（4）明眼

图 3-2-6 │ 拇指六通穴之虎口、鱼际、凤眼、明眼

七、定喘六安穴

组成：定喘、风门透肺俞、肾俞、天突、膻中、丰隆。

主治：支气管哮喘、喘息性支气管炎、慢性支气管炎合并肺气肿。

位置与刺灸法：①定喘：位于第七颈椎棘突下旁开 0.5 寸，即大椎穴旁开 0.5 寸；②风门：位于第二胸椎棘突下旁开 1.5 寸；③肾俞：位于第二腰椎棘突下旁开 1.5 寸；④天突：胸骨上窝正中；⑤膻中：位于胸骨中线上，平第四肋间隙处；⑥丰隆（图 3-1-36）：位于犊鼻下 8 寸，胫骨嵴旁开 2 寸，即条口穴外 1 寸处。以上穴位均可灸。本组穴位中，背部的定喘、风门透肺俞、肾俞 3 穴采用穴位埋线法，即在穴位处常规消毒后，左手捏起穴位处皮肤，右手持针芯内已装有 3 毫米 0 号医用羊肠线的 9 号注射用针头，快速刺入皮肤，并进针至穴位，定喘、肾俞向下斜刺 0.5 寸，风门穴向下平刺透至肺俞，用 2 寸 28 号毫针插入针芯，将肠线植入穴位内，缓慢退出针头，用消毒干棉球按压针孔。天突、膻中、丰隆予毫针刺。

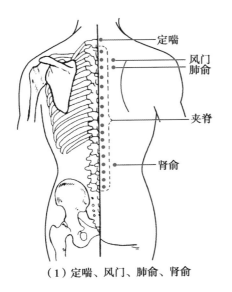

（1）定喘、风门、肺俞、肾俞

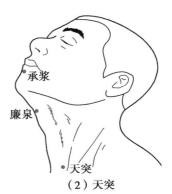

（2）天突

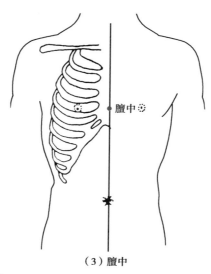

（3）膻中

图 3-2-7 | 定喘六安穴之定喘、风门、肺俞、肾俞、天突、膻中

八、阴阳六合穴

组成：阴阳合、阳顶、阴山、金根、玉门、会阴。

主治：前阴诸疾，泌尿生殖系统疾患。

位置与刺灸法：①阴阳合（图 3-1-21）：耻骨联合下缘。男性在阴茎根上缘正中；女性在大阴唇顶端边缘处。直刺0.8～1.2寸；可灸。②阳顶（图 3-1-22）：阴茎根左侧中央边缘；女性在阴蒂水平方向左侧大阴唇边缘。直刺0.8～1.2寸；可灸。③阴山（图 3-1-23）：阴茎根右侧中央边缘；女性在阴蒂水平方向右侧大阴唇边缘。直刺0.8～1.2寸；可灸。④金根（图 3-1-24）：平阴茎下边缘，左侧阴囊根部与腹股沟交界处；女性平阴道口，左侧大阴唇边缘。直刺0.8～1.2寸；

可灸。⑤玉门（图3-1-25）：平阴茎下边缘，右侧阴囊根部与腹股沟交界处；女性平阴道口，右侧大阴唇边缘。直刺0.8～1.2寸；可灸。⑥会阴：截石位，于肛门与阴囊根部连线之中点；女性为大阴唇后联合与肛门连线中点取穴。直刺0.5～1寸，孕妇禁刺；可灸。

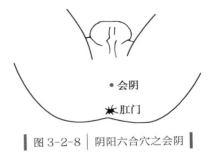

图3-2-8 阴阳六合穴之会阴

九、膝痛六宁穴

组成：阳陵泉、阴陵泉、膝内廉、膝外廉、膝下、髌骨。

主治：膝肿痛，屈伸不利，下肢痿痹。

位置与刺灸法：①阳陵泉：腓骨小头前下方凹陷中，左右各1穴。直刺1～1.5寸；可灸。②阴陵泉：胫骨内侧髁下缘凹陷处，左右各一穴。直刺1～1.2寸；可灸。③膝内廉（图3-1-32）：平内膝眼水平线，胫骨副韧带上，股骨与胫骨之间的骨缝处。平刺或斜刺0.5～1寸；可灸。④膝外廉（图3-1-33）：平外膝眼水平线，腓侧副韧带上，股骨与腓骨之间骨缝处。平刺或斜刺0.5～1寸；可灸。⑤膝下（图3-1-34）：内外膝眼连线上，髌韧带中点

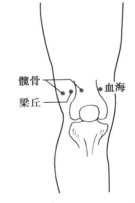

图3-2-9 膝痛六宁穴之髌骨

57

是穴。直刺 0.5 ~ 0.8 寸；可灸。⑥髌骨：膑骨外缘上 2 寸，梁丘穴两侧各旁开 1.5 寸，左右各一对。直刺 1.5 ~ 2 寸，可灸。

十、足痛六平穴

组成：跟腱、女膝、失眠、肾根、照海、申脉。

主治：跖筋膜劳损，跟骨骨刺，足跟疼痛，腿挛踝肿。

位置与刺灸法：①跟腱（图 3-1-37）：昆仑穴与太溪穴连线上跟腱之中点，左右各 1 穴。直刺 0.8 ~ 1 寸；可灸。②女膝：足后跟正中线，跟骨中点，左右各 1 穴。直刺 1 ~ 2 分；可灸。③失眠（图 3-1-38）：足跖后跟部正中点，左右各 1 穴。直刺 1 ~ 3 分；可灸。④肾根（图 3-1-38）：足跟正中前缘，卷足时，在足心后三分之一取穴，左右各一穴。直刺 0.5 ~ 0.8 寸；可灸。⑤照海：在内踝正下缘之凹陷中，左右各一穴。直刺 0.5 ~ 0.8 寸；可灸。⑥申脉：在外踝正下缘之凹陷中，左右各一穴。直刺 0.2 ~ 0.3 寸；可灸。

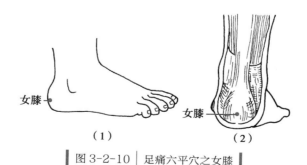

（1）　　　　　（2）

图 3-2-10 ｜ 足痛六平穴之女膝

十一、治瘫六验穴

组成：起步、下灵、中验、阳委1、平顶、肾根。

主治：外伤性截瘫，癔症性瘫痪。

位置与刺灸法：①起步（图3-1-29）：俯卧，第三腰椎棘突下，旁开3.5寸，左右各一穴。略斜向椎体，进针3～3.5寸；可灸。②下灵（图3-1-29）：俯卧，骶管裂孔水平线，旁开4.5寸为内下灵，再外开3.5寸为外下灵，先针内下灵，再针外下灵，傍针刺法，进针3～4.5寸，针感传到足趾，或下肢肌肉抽搐；可灸。③中验（图3-1-35）：腓骨小头后缘凹陷处，左右各一穴。向阴陵泉方向，透刺至对侧皮下；可灸。④阳委1（图3-1-31）：仰卧或侧卧，股骨外上髁上方，髌骨上缘水平上1.5寸，股二头肌腱与股外侧肌之间凹陷处。管氏过梁针法，进针刺到对侧皮下；可灸。⑤平顶（图3-1-36）：外膝眼下3寸，胫骨前嵴外2寸。过梁针法，进针刺到对侧皮下；可灸。⑥肾根（图3-1-38）：足底后三分之一，足跟正中前缘。直刺或斜向前刺1.5～2寸。

十二、脊椎九宫穴

组成：中宫、乾宫、坤宫、巽宫、兑宫、坎宫、离宫、艮宫、震宫。

主治：各种脊椎病变。如颈椎病、腰椎间盘突出症、脊椎退行性骨关节病等。

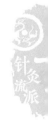

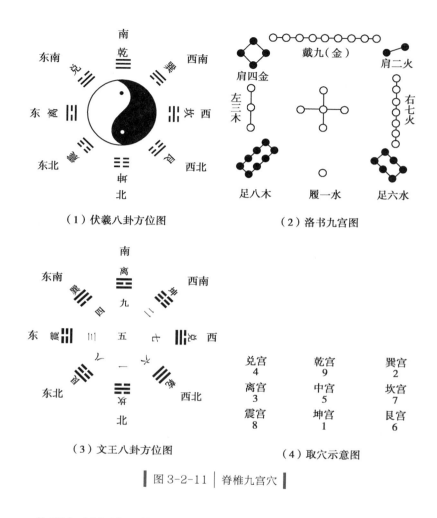

（1）伏羲八卦方位图　　　　（2）洛书九宫图

（3）文王八卦方位图　　　　（4）取穴示意图

图 3-2-11 | 脊椎九宫穴

位置与刺灸法：位于脊柱及脊旁。沿脊椎自上而下寻找最明显的压痛点，确定病变椎节，以压痛最明显的病变椎节棘突间定为中宫，沿督脉在中宫上下棘突间各定一穴，分别称为乾宫、坤宫，然后挟乾宫、中宫、坤宫旁开 1 ~ 1.5 寸，依次取巽、兑、坎、离、艮、震六宫穴。进针时采用俯卧位。使椎间隙加大。

进针顺序为：先针中宫，次针乾宫、坤宫，直刺或略向上斜刺
0.8 ～ 1.2 寸，然后按巽、兑、坎、离、艮、震六宫依次进针，
针尖斜向椎体，进针 1.5 ～ 2 寸，获得针感后，行捻转补泻手
法，九宫穴的行针顺序与次数，按"洛书九宫数"施行，即"戴
九履一，左三右七, 二四为肩，六八为足，而五居中"。

十三、补肾九宫穴

组成：命门、肾俞、腰阳关、腰眼、肾原（19 椎下）、次髎。

主治：头晕、耳鸣、耳聋、腰酸等肾虚病证，慢性肾衰竭；
遗尿、遗精、阳痿、早泄、不育等生殖泌尿系疾患；月经不调、
带下、多囊卵巢综合征、不孕等妇科病证。

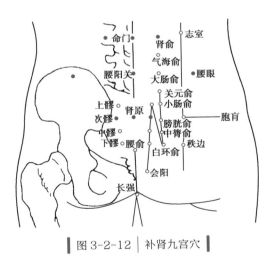

图 3-2-12 | 补肾九宫穴

位置与刺灸法：位于脊柱及脊旁。先针中宫腰阳关：后正中
线上，第 4 腰椎棘突下凹陷中，约与髂棘相平。次针乾宫命门

穴：后正中线上，第 2 腰椎棘突下凹陷中。再针坤宫肾原穴：第 2 骶椎棘突下凹陷中，约当次髎穴之间的后正中线上。然后依次取：坎卦（腰眼）、离卦（腰眼），巽卦（肾俞）、兑卦（肾俞），艮卦（次髎）、震卦（次髎）。获得针感后，行捻转补泻手法，九宫穴的行针顺序与次数，按"洛书九宫数"施行，即"戴九履一，左三右七，二四为肩，六八为足，而五居中"。

十四、培元九宫穴

组成：气海、关元、中极、大巨、胞门子户、子宫。

主治：头晕、耳鸣、耳聋、腰酸等肾虚病证，慢性肾衰竭；遗尿、遗精、阳痿、早泄、不育等生殖泌尿系疾患；月经不调、带下、多囊卵巢综合征、不孕等妇科病证。

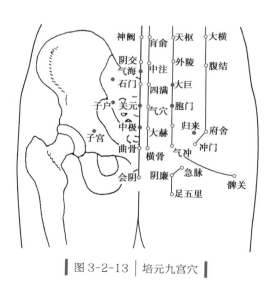

图 3-2-13 │ 培元九宫穴

位置与刺灸法：先针中宫－关元：前正中线上，脐下3寸。次针乾宫－气海：前正中线上，脐下1.5寸。再针坤宫－中极：前正中线上，脐下4寸。然后依次取：坎卦（胞门）、离卦（子户）、巽卦（大巨）、兑卦（大巨），艮卦（子宫）、震卦（子宫）。获得针感后，行捻转补泻手法，九宫穴的行针顺序与次数，按"洛书九宫数"施行，即"戴九履一，左三右七，二四为肩，六八为足，而五居中"。

十五、益脑十六穴

组成：囟门前三针、枕骨后三针、头颞左三针、头颞右三针、巅顶四神针。

主治：小儿脑瘫，大脑发育不全，智能低下，小儿麻痹后遗症，老年性痴呆。

位置与刺灸法：①囟门前三针：前发际上1寸，水平旁开1.5寸，计三穴，向下平刺0.5～0.8寸。②枕骨后三针：后发际上2寸，脑户穴下0.5寸，水平旁开1.5寸，计三穴，向下平刺0.5～0.8寸。③头颞左三针：头左侧，角孙上2寸，水平旁开1.5寸，计三穴向下平刺0.5～0.8寸。④头颞右三针，头右侧，角孙上2寸，水平旁开1.5寸，计三穴向下平刺0.5～0.8寸。⑤巅顶四神针：百会前后左右各1.5寸，计四穴，向百会方向平刺0.5～0.8寸。

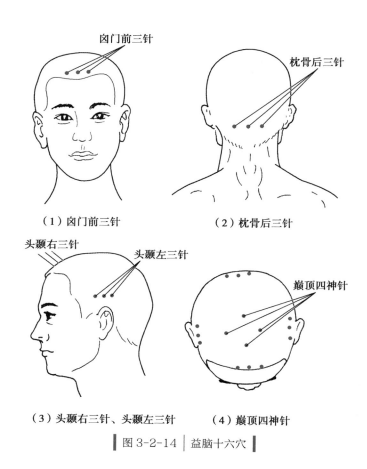

（1）囟门前三针　　　　　　（2）枕骨后三针

（3）头颞右三针、头颞左三针　　　（4）巅顶四神针

图 3-2-14 ｜ 益脑十六穴 ｜

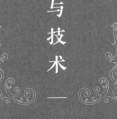

第四章　流派诊疗特色与技术

◆ 第一节　热针仪治疗腰椎间盘突出症

一、GZH 型热针仪简介

根据中医理论，遵循经络辨证，采用 GZH 型热针仪针灸治病的方法，称为热针疗法。

GZH 型热针电针综合治疗仪是一种新型的针灸治疗仪器，它的主要特点是：①具有热针、电针综合治疗功能；②热针采用恒流控温方式，可预置控制针体温度，发热稳定，控温精确；③能数字显示热针温度和电针频率及输出电流强度。使用时能根据治疗需要提高并控制针体的温度，使整个针身发热均匀，温度始终保持恒定。在发挥针刺、灸疗、温针灸、火针、电针等综合治疗效应的同时，易于量化控制。

GZH 型热针仪的效能特点和实用价值：①具有针、灸、温针等综合治疗效应，因而能较迅速地起到温经活络，祛湿散寒的治疗作用。②"烧山火"手法，使针下产生"热"，即能起到补阳除寒作用。热针能直接使针周产生热度，因此，热针不仅具有"烧山火"的治疗功效，而且作用更为直接、迅速。③传统"温针灸"时患者感觉到的温热感，是针柄上燃烧艾绒产生的红外线辐射到穴周皮肤上所致。而 GZH 型热针仪，是使针身均匀发热，热力直接作用于体内穴位。由于热针是在体内产生热效应，故更能起到温经活络、疏通气血的治疗效果。④热针可起到火针"焠刺"法的治疗作用，且具有操作简便、使用安全的优点。⑤近代研究表明，体内温度升高到 42℃以上，即可能对体内蛋白质的凝固产生影响。热针的一般治疗温度多调节在 40～50℃，这样的温度能使局部组织的核糖核酸 (RNA)、脱氧核糖核酸 (DNA) 和蛋白质的合成被抑制，使癌细胞周期性的转化和分裂活动停止，并能使癌细胞死亡炭化。目前热针治疗皮肤鳞状上皮癌已收到疗效，因此，热针有可能成为一条加温治癌的治疗途径。⑥热针直接作用于经络腧穴，它有异于一般理疗通过体表向体内传递热效应的方法。一般患者均可在针下和针周产生热感，得气较好的患者，还会出现热感沿经络传导的现象。热针仪的临床运用，对经络实质和针灸机理的研究，亦有所裨益。

虽然近几年国内也有一些根据焠刺、温针等理论研制的治疗仪器使针发热，但 GZH 型热针仪在控温方式、温度显示方法及针具的设计原理上都运用了较先进的技术，并历经四次更新换代，新型的 GZH 型热针电针综合治疗仪，采用较新的电子技术，提高了仪器的精度和稳定性，可根据病情需要分别进行热针、电针治疗，扩大了运用范围。目前，能直接显示和调节温度，且发热均匀，温度恒定，操作简便，使用安全，同时起到针刺、灸疗、温针灸、火针、电针等综合治疗效应的 GZH 型热针电针综合治疗仪，正在针灸临床发挥着难以替代的特殊的作用。

二、腰椎间盘突出症的主要病因、病理及体征

腰椎间盘突出症，亦称髓核突出（或脱出）或腰椎间盘纤维环破裂症，腰椎间盘突出症系指由于腰椎间盘髓核突出压迫其周

围神经组织而引起的一系列症状，是临床上较为常见的一种腰腿痛，主要是由于腰椎间盘各部分（髓核、纤维环及软骨）尤其是髓核有不同程度的退行性改变后，在外界因素的作用下，椎间盘的纤维环破裂，髓核组织从破裂之处突出（或脱出）于后方或椎管内，导致相邻的组织，如脊神经根、脊髓等遭受刺激或压迫，从而产生腰部疼痛，一侧下肢或双下肢麻木、疼痛，马尾神经受压会出现会阴部麻木，刺痛，大小便功能障碍，女性可出现尿失禁，男性出现阳痿，严重者出现大小便失控及双下肢不全性瘫痪等一系列临床症状。腰椎间盘突出症好发于 20 岁以上各年龄段人群，尤以 20 ~ 45 岁的青壮年多见，男性多于女性。

腰椎间盘突出症脱出的髓核一般以向椎管方向（即向后方）脱出较多，而向椎体方向（即向上或向下）脱出较为少见。脱出的髓核止于后纵韧带前方称为"突出"；而穿过后纵韧带进入椎管内的，称为"脱出"。

三、腰椎间盘突出症的诊断标准

（一）西医标准

1. 诊断依据

（1）有腰部外伤、慢性劳损或受寒湿史。大部分患者在发病前有慢性腰痛史。

（2）常发生于青壮年。

（3）腰痛向臀部及下肢放射，腹压增加（如咳嗽、喷嚏）时疼痛加重。

（4）脊柱侧弯，腰生理弧度消失，病变部位椎旁有压痛，并向下肢放射，腰活动受限。

（5）下肢受累神经支配区有感觉过敏或迟钝，病程长者可出现肌肉萎缩。直腿抬高或加强试验阳性，膝、跟腱反射减弱或消失，足拇指背伸力减弱。

（6）X线摄片检查：脊柱侧弯，腰生理前凸消失，病变椎间盘可能变窄，相邻边缘有骨赘增生。CT检查可显示椎间盘突出的部位及程度。

2. 病理分型

（1）单侧椎间盘突出：下腰痛伴一侧下肢放射痛，脊柱侧弯，腰生理前凸减小或消失，病变椎间盘患侧椎旁压痛，可沿坐骨神经向下肢放射，直腿抬高试验阳性。CT检查：椎间盘向椎管一侧突出。

（2）双侧椎间盘突出：下腰痛，伴双侧下肢放射痛，腰生理前凸减小或消失，病变椎间盘两侧椎旁均有压痛，可沿坐骨神经向下肢放射，双下肢直腿抬高试验阳性。CT检查：椎间盘向左右突出，并可见游离块。

（3）中央型椎间盘突出：除出现腰腿痛的症状外，还可出现会阴部麻木和大小便功能障碍等马尾神经压迫症。CT检查：椎间盘向正中方向突出。

（4）上下型椎间盘突出：大部分患者仅有腰痛症状，X光检查病变椎间盘可见Schmorl结节。

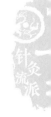

（二）中医标准

证候分类

（1）寒湿证：感受风、寒、湿邪，腰腿冷痛重着，转侧不利，静卧痛不减，受寒及阴雨加重，肢体发凉。舌质淡，苔白或腻，脉沉紧或濡缓。

（2）血瘀证：慢性劳损，腰部外伤。腰腿痛如刺，痛有定处，日轻夜重，腰部板硬，俯仰旋转受限，痛处拒按，舌质黯紫，或有瘀斑，脉沉紧或涩。

（3）湿热证：感受湿邪，湿热内蕴。腰部疼痛，腿软无力，痛处伴有热感，遇热或雨天痛增，活动后痛减，恶热口渴，小便短赤。苔黄腻，脉濡数或弦数。

（4）肝肾亏虚：素体虚弱，气血不足。腰脊酸痛，腿膝乏力，劳累更甚，卧则减轻。偏阳虚者面色㿠白，手足不温，少气懒言，腰腿发凉，或有阳痿、早泄，妇女带下清稀，舌质淡，脉沉细。偏阴虚者，咽干口渴，面色潮红，倦怠乏力，心烦失眠，多梦或有遗精，妇女带下色黄味臭，舌红少苔，脉弦细数。

四、流派治疗方案及特色技术

GZH 型热针仪热针治疗方案

1. 取穴

热针主穴：脊椎九宫穴。依据 CT 扫描及临床检查，以腰椎最显著的病变椎节棘突间定为中宫，沿督脉在中宫的上下棘突间定乾宫、坤宫，挟乾宫、中宫、坤宫旁开 1 ～ 1.5 寸依次取巽、兑、坎、离、艮、震六宫穴。坎、离宫使用热针，每日或隔日针刺 1 次，热针温度保持在 40 ～ 45℃左右，留针 20 分钟，15 次为一个疗程。

针刺配穴：秩边、殷门、委中、飞扬；环跳、阳陵泉、悬钟。

2. 电热针方法

辨证施治。先针主穴脊椎九宫穴，进针 1.2 ～ 1.5 寸，获得针感后，行捻转补泻手法，按"洛书九宫数"施行，即"戴九履一，左三右七，二四为肩，六八为足，而五居中"。行针后，坎、离宫连接热针仪，将热针 1、热针 2 的两根输出导线分别连接在热针的针柄电极和针根上，温度调至 40 ～ 45℃左右，留针 20 分钟。辨证选取配穴，施行补泻手法后，酌情加用电针，以肌肉跳动、以患者可耐受为度，留针 20 分钟。

3. 治疗时间及疗程

每个穴位热针留针 20 分钟，隔日或每日 1 次，15 次为一个疗程。

五、典型验案

验案 1

杨某，男，54 岁，干部。1990 年 11 月 1 日初诊。腰及右下肢疼痛 4 个月，加重 3 天。患者既往有腰部外伤史。1990 年 6 月下旬因搬家劳累后出现腰部及右下肢疼痛；3 天前挫伤腰部诱发右下肢疼痛加重，站立及行走困难，咳嗽、喷嚏时疼痛沿右下肢后外侧向下放射。1990年11月5日昆明市人民医院CT扫描提示：（CT号：34062）：腰$_5$～骶$_1$椎间盘向右后脱出，压迫硬膜囊及右侧神经根。脉细紧，舌黯红夹瘀，苔薄白。辨证：气滞血瘀，脉络痹阻。

诊断：L_5～S_1腰椎间盘突出症。

治疗：热针九宫穴治疗33次后，腰腿疼痛消失，右下肢直抬试验（－），颏胸试验（－），颈静脉压迫试验（－），仰卧挺腹试验（－）。临床治愈出院。1991年4月26日CT复查：与治疗前CT片对照，突出的椎间盘组织缩小，对硬膜囊压迫程度明显改善。随访1年，疗效巩固。

验案2

郝某，男，28岁，研究生。2007年7月26日初诊。

患者腰部及右下肢疼痛7天。1周前参加足球比赛，被撞倒挫伤腰部，出现右侧腰腿持续性疼痛，右侧臀部、大腿后侧、小腿后外侧及足部放射性针刺样疼痛，行动时加重。直腿抬高试验阳性，跟腱反射减弱。腘中络脉瘀血。CT腰部平扫示：L_5～S_1椎间盘中央偏右突出，压迫硬膜囊及神经根。舌黯淡有瘀斑，脉紧。

辨证：闪挫撞击，经筋络脉受损，气血运行不畅，瘀血凝滞，经络闭阻，不通则痛。CT显示：L_5～S_1椎间盘突出，直腿抬高试验阳性，跟腱反射减弱，提示：腰椎间盘突出，坐骨神经根受压。腘中络脉瘀血，舌黯淡有瘀斑，脉紧，是气滞血瘀，脉络闭阻之征象。证属：经脉损伤，气滞血瘀。

诊断：腰椎间盘突出症；根性坐骨神经痛。中医诊断：腰腿痛。

治则：行气活血，舒筋通络。针刺泻法，配合刺络出血。

治疗经过：主穴：脊椎九宫穴。中宫：十七椎，坎、离宫热针；配穴：大肠俞、肾俞、次髎、委中、秩边、殷门、承山、环跳、阳陵泉、绝骨、膈俞、夹脊；每次 3 ~ 5 穴，针刺泻法，配合刺络出血。针灸治疗 3 次后，疼痛明显减轻，治疗 10 次后，疼痛基本消失。出院后，每周针灸治疗 2 次，休息调理 1 个月余，腰及右下肢疼痛痊愈。1 年后随访，疗效巩固，正常工作生活。

🔍 医案解读

1. 撞击伤挫，脉络受损，致使督脉、足太阳、足少阳经气凝滞，经筋损伤，气滞血瘀。《灵枢·经脉》篇："膀胱足太阳之脉……脊痛，腰似折，髀不可以曲，腘如结，腨如裂"，"胆足少阳之脉……是主骨所生病者，髀，膝外至胫绝骨，外踝前及诸节皆痛。"主穴：脊椎九宫穴，是管氏家传经验集合穴，主治督脉病证。热针九宫穴，对治疗腰椎间盘突出症有显效。配取大肠俞、肾俞、次髎、夹脊，疏调足太阳、少阳经脉，阳陵泉为筋之会穴，绝骨是髓之会穴，以强筋壮骨。肝主筋、藏血，取肝俞和血之会穴膈俞，以活血通络，濡养经筋。

2. 热针治疗腰椎间盘突出症的关键技术环节是准确的定位和正确地针刺脊椎九宫穴。

脊椎九宫穴，虽与督脉穴和华佗夹脊穴位置相近似，但取穴定位、进针角度、针刺手法及治疗效应则迥然不同。针刺乾宫、中宫、坤宫穴位时，进针宜慢，勿刺过深，不宜行提插补泻手

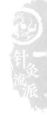

法，正常针感是局部酸胀或酸胀麻电感沿脊柱下方或上方传导。如进针困难，需调整进针方向。若在进针过程中，针下阻力突然消失，而出现脱空感时，说明针尖已进入椎管内之硬膜外腔，应迅速退针少许，不可继续进针。若进针过程中患者突然出现肢体抖动，应立即将针提起，谨防刺伤脊髓。针刺巽、兑、坎、离、艮、震六宫时，针尖应略向椎体方向斜刺。如果紧贴椎板外缘进针，针体必将通过脊神经的后支或其附近，当针尖触及神经时，局部会有放射样触电感，此时应稍许退针，调整针尖方向，以免造成外周神经损伤。如果针尖向椎体方向斜刺角度过大，针体可能穿过棘间韧带而达对侧；或穿过黄韧带等组织而进入椎管。当针尖触及硬脊膜时，针下常有坚硬的抵触感，若穿透硬脊膜，阻力会突然消失，此时应立即退针，以免损伤蛛网膜和脊髓。

💬 **诊后絮语**

管氏针灸学术流派热针课题组总结 1981 年 1 月—2000 年 12 月热针治疗腰椎间盘突出症 1000 例临床观察，热针仪治疗本病 30 天后临床治愈率为 64.1%，总有效率 97.7%，对于止痛和促进生理功能恢复方面效果显著。临床观察和实验研究表明，热针治疗腰椎间盘突出症的作用机理主要是：

（1）热针在体内组织发热，局部温度升高，血管扩张，血流速度加快，有利于体内刺激物质的吸收和排泄；热针的热效应可缓解肌肉和关节韧带的紧张，有利于挛缩的解除，因而能够止痛和促进生理功能的恢复。

（2）腰椎间盘突出的患者，肌电图检测显示：热针能促使腓总神经、胫神经传导速度加快，远端潜伏期缩短，H 反射恢复正常。说明热针能改善神经根受压状态和促使受损神经得以恢复。

（3）热针对微循环的形态、流态及袢周状态均有显著的改善作用，说明热针能改善微循环，调节人体血流状态，对人体体液循环系统有良性调整作用。

热针治疗仪治疗腰椎间盘突出症的作用机理，是一个复杂的机体调节过程，主要是通过对经络系统、神经体液、血液循环、免疫功能等多系统、多渠道、多途径的调整作用，起到综合治疗效应，获得治疗效果的。

▶ 视频 4 | 热针仪治疗腰椎间盘突出症

✧ 第二节　管氏舌针疗法

舌针，是用毫针刺激舌体上的特定穴位，以治疗相应病证的方法。

舌针疗法是管正斋老中医根据《内经》舌与脏腑经络关系的理论，结合祖传针法和自己数十年的临床经验，创立的一种特殊针法。

一、舌针渊源

舌针治病，源远流长。早在两千多年前，《黄帝内经》就有舌针治病的记载。如《灵枢·终始》篇："重舌，刺舌柱以铍针也"。《素问·刺疟》："十二疟者，其发各不同时，察其病形，以知其何脉之病也。先其发时，如食顷而刺之，一刺则衰，二刺则知，三刺则已。不已，刺舌下两脉出血；不已，刺郄中盛经出血，又刺项已下侠脊者必已"。《内经》还指出了运用舌针的某些注意事项，如《素问·刺禁论》："刺舌下中脉太过，血出不止，为喑"。《黄帝内经》奠定了舌针理论与实践的基础。

晋代皇甫谧于公元 259 年左右撰写的《针灸甲乙经》，将《灵枢》《素问》《明堂孔穴针灸治要》三书分类合编而成，是我国较早的针灸学专著。书中《卷五·针灸禁忌》《卷十二·手足阳明脉动发口齿病第六》等篇，归纳了上述三书中有关舌针的内容。如《针灸甲乙经·卷十二·寒气客于厌发瘖不能言第二》："暴瘖气哽，刺扶突与舌本出血"。

唐代孙思邈编著的《备急千金要方》中记述了刺舌下大脉出血治疗舌卒肿的方法。《备急千金要方》记载了"舌下穴"的部位与主治："舌下穴，侠舌两边针，治黄疸等病"。

宋代《太平圣惠方》记载了用大针点烙舌下两脉和两颊黏膜上曲张静脉以治黄病的治疗方法。

明代杨继洲《针灸大成》则对舌穴的临床应用有所发展。如《针灸大成·卷七经外奇穴》篇载："聚泉：一穴，在舌上，当舌中，吐出舌，中直有缝陷中是穴。哮喘咳嗽，及久嗽不愈，若灸，则不过七壮。灸法用生姜切片如钱厚，搭于舌上穴中，然后灸之。如热嗽，用雄黄末少许，和于艾炷中灸之；如冷嗽，用款冬花为末，和于艾炷中灸之，灸毕，以茶清连生姜细嚼咽下。又治舌苔；舌强，亦可治，用小针出血。左金津右玉液：二穴，在舌下两旁，紫脉上是穴，卷舌取之。治重舌肿痛，喉闭，用白汤煮三棱针，出血。海泉：一穴，在舌下中央脉上是穴。治消渴，用三棱针出血。"《卷八·咽喉门》："双蛾：玉液金津、少商"《卷八·鼻口门》："消渴：水沟、承浆、金津玉液、曲池、劳宫、太冲、行间、商丘、然谷、隐白。"

在明代，对舌穴的认识进一步深化，舌穴针灸的临床应用有所发展、深入和扩大。

清代《厘正按摩要术》绘有舌部应五脏图，心、肺、脾、肾、肝五脏及胃、上焦、中焦、下焦等，在舌面上均有相应的部位。这些内容当时仅用于舌的望诊，而非舌穴的定位，但为管氏舌穴体系的创立，予以了有益的启发。

二、管氏舌针基础穴

（一）舌穴分布的理论根据

管氏舌针是根据《易经》理论确定管氏舌穴的分布和舌穴数的。

《周易》是我国古代具有哲学思想的重要经典著作；《周易》的哲学思想对中医学的形成和发展产生了积极而深远地影响。管氏

舌穴的分布、舌穴数的厘定，都是依据《易经》的理论而确定的。

《易经·系辞上传·第五章》曰："一阴一阳谓之道，继之者善也，成之者性也"。这段经文的意思是说：一阴一阳的交互作用，就是天的法则，继承天的法则，就是善良，使天的法则具象化，则是天赋的人性。

《系辞上传·第十一章》云："是故，易有大极，是生两仪，两仪生四象，四象生八卦，八卦定吉凶。吉凶生大业"。大意是："大极"也称"太极"，是阴阳未分，天地混沌的时期，宇宙万物由此创始，称作"太极"，是大到极点的意思。由"太极"阴阳分离，形成天地，称作"两仪"；仪是仪容的意思。由"两仪"产生"四象"；"两仪"的符号（—；--），组合而成的老阳、老阴、少阳、少阴，称作"四象"。由"四象"产生象征天、地、水、火、风、雷、山、泽的"八卦"，涵盖宇宙万象，由此断定吉凶。趋吉避凶，伟大的事业，就由此产生。

《灵枢·九宫八风》篇，对九宫八卦的方位作了阐述，八卦的位置，是按照其五行的属性，排列在四面八方：坎卦属水，位居北方；离卦属火，位居南方；震卦属木，位居东方；巽卦亦属木，位居东南方；兑卦属金，位居西方；乾卦亦属金，位居西北方；坤、艮二卦，同属于土，位居西南与东北方。

舌为心之苗，又为脾之外候。舌与全身脏腑经脉都有着直接和间接的联系。舌与机体是一个整体，舌包涵着《易经》全息论原胚。"太极生两仪"，舌分为舌面（阳）、舌下（阴）两部分。"两仪生四象"，阴阳化生为老阳、老阴、少阳、少阴"四象"。《易经》

易理主要包含"象、数、易、占"。按易理老阳数是9，老阴数是6，少阳数是7，少阴数是8；少阴、少阳为初生，为阳，故分布舌面；舌下为阴，按"阴阳互根"和"阴升阳降"的理论，老阳分布舌下。少阳数是7，少阴数是8，少阳与少阴之和是15，故舌面穴位数是15个：五脏六腑（肝、心、脾、肺、肾、胆、胃、小肠、大肠、膀胱、三焦）加聚泉、阴穴、上肢、下肢，共15穴。按老阳数是9，故舌下穴位数是9个：额穴、目穴、耳穴、鼻穴、咽喉穴、海泉、金津玉液、舌柱、中矩。

舌穴的分布，与一定的脏腑相联系，五脏六腑的舌穴分布，蕴含着五行相生相克的关系；并与八卦方位相对应。

舌穴的分布与排列，依据《易经》"阴阳之道"的哲理，蕴含了阴阳互根、阴阳消长转化的原理；体现了"阴升阳降"的中医理论。

（二）管氏基础舌穴的名称及主治

现将管氏24个基础舌穴的穴名、部位、主治分述如下：

1. 舌面穴位15个

（1）心穴：舌尖部，主治心经相应疾病。

（2）肺穴：心穴两旁3分，主治肺经相应疾病。

（3）胃穴：舌面中央，心穴后1寸，主治胃经相应疾病。

（4）脾穴：胃穴旁开4分，主治脾经相应疾病。

（5）胆穴：胃穴旁开8分，主治胆经相应疾病。

（6）肝穴：胆穴后 5 分，主治肝经相应疾病。

（7）小肠穴：胃穴后 3 分，主治小肠经相应疾病。

（8）膀胱穴：小肠穴后 3 分，主治膀胱经相应疾病。

（9）肾穴：膀胱穴旁开 4 分，主治肾经相应疾病。

（10）大肠穴：膀胱穴后 2 分，主治大肠经相应疾病。

（11）阴穴：大肠穴后 2 分，舌根部，主治前后阴疾病。

（12）聚泉：舌面中央，胃穴前 2 分，主治消渴舌强等。

（13）上肢穴：肺穴与胆穴之间，舌边缘，主治上肢病痛。

（14）下肢穴：阴穴旁开 1 寸，近舌边缘，主治下肢病痛。

（15）三焦穴：从聚泉穴引一横线，舌尖部分统称上焦穴；通过小肠穴引第二条横线，一、二横线之间为中焦穴；通过大肠

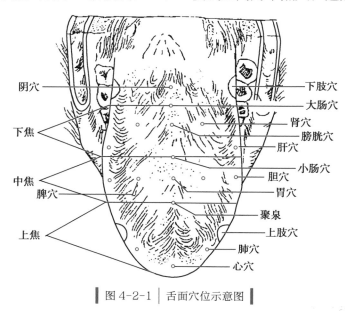

图 4-2-1 舌面穴位示意图

穴引第三条横线，小肠穴与大肠穴之间的横线内为下焦穴。分别各主治上、中、下焦相应疾病。

2. 舌底穴位 9 个

（1）额穴：将舌向上卷起，舌尖抵上门齿、舌尖正下 3 分，主治头痛、眩晕。

（2）目穴：额穴斜下 3 分、主治目赤肿痛。

（3）鼻穴：舌边缘与舌下静脉之间，目穴下 2 分，主治鼻渊、鼻塞。

（4）耳穴：鼻穴斜下 2 分，主治耳鸣、耳聋。

（5）咽喉穴：耳穴正下 2 分，主治咽喉肿痛。

（6）海泉：将舌卷起，舌下中央系带上，主治消渴、呃逆。

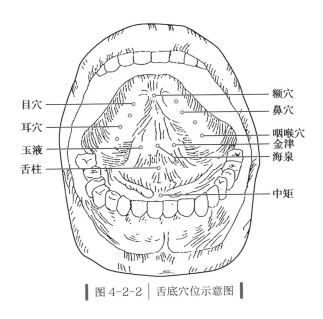

图 4-2-2 ｜ 舌底穴位示意图

（7）金津、玉液：舌尖向上反卷，上下门齿夹住舌，使舌固定，舌系带两侧静脉上，左名金津，右名玉液。主治口疮、舌炎、喉痹、呕吐、漏经。

（8）舌柱：舌上举，在舌下之筋如柱上，主治重舌，舌肿。

（9）中矩：舌上举，舌底与齿龈交界处，主治舌燥，中风舌强不语。

三、管氏舌针刺法

舌针前，一般给予患者3%过氧化氢或高锰酸钾液漱口，以清洁口腔。

针舌面穴位，患者自然伸舌于口外；针舌底穴位，患者将舌卷起，舌尖抵住上门齿，将舌固定，或舌尖向上反卷，用上下门齿夹住舌，使舌固定。亦可由医者左手垫纱布敷料，固定舌体于口外，进行针刺。

（一）针刺补法

选用30号1寸或1寸半针灸毫针，在选定的穴位上，拇指向前小弧度捻转3~9次，稍停，为一度补法。一般行三度或九度手法，不留针，在捻转时，进针0.5~1分许，勿令太深，一般不会出血。

（二）针刺泻法

选用28号1寸或1寸半针灸毫针，在选定的穴位上，进针1~2分许，拇指向后大弧度捻转六次，稍停，为一度泻法，一般行六度或八度手法，不留针。由于进针稍深，捻转弧度较大，个别穴位可能会出血。

▶ 视频5 | 管氏舌针补泻手法

（三）舌穴刺血法

一般采用26号1寸毫针，在选定的穴位上，快速浅刺放血，须严格掌握：针不宜过粗，刺不宜过深，血不宜放多。放血后，可用1/5000呋喃西林液漱口。

舌针要严格掌握针刺的深度及手法技巧。手法的要领是：补法好似"蜻蜓点水"。泻法有如"蚊喙着体"。

四、管氏舌针配穴法

舌针配穴的基本原则是："经脉所过，主治所及，体舌相应，循经定穴"。主要配穴法有：

（一）单独运用法

根据脏腑经络学说，按疾病与舌穴相应的原理，辨证取穴。本法可运用于局部或全身病证，如取心穴、脾穴、金津玉液，治口舌糜烂；取心穴、肾穴、额穴、治不寐健忘；取肝穴、肾穴、阴穴，治月经不调等。

（二）内外配穴法

主要应用于舌穴与头面邻近腧穴相配。如胆穴配风池治疗偏头痛；中矩配廉泉治中风舌强不语；肺穴、聚泉配天突治哮喘等。

（三）上下配穴法

主要应用于舌穴与任、督及下肢经穴相配。如膀胱穴配中极治尿急、尿痛；阴穴、肾穴配命门、关元治遗精、阳痿；胃穴配足三里治胃痛、呕吐等。

（四）左右配穴法

主要应用于舌穴与四肢穴相配。具体运用时又分为：①同侧的舌穴与经穴相配。例如右侧肺穴、咽喉穴配右侧少商，治右侧咽喉肿痛。②舌穴与对侧经穴相配，如右侧上肢穴、脾穴配左侧曲池、合谷，治左上肢瘫痪，手臂肿痛；左侧下肢穴、肾穴配右侧阳陵泉、悬钟，治右下肢痿痹，膝腿肿痛等。

以上配穴法可单独使用，亦可根据病情需要配合运用，例如中风后遗症，出现口眼歪斜、舌强言謇、半身不遂、脉弦、舌青。可选取舌穴：肾穴、肝穴、心穴、中矩；配取百会、曲池、劳宫、足三里、照海、太冲等穴。

五、舌针的适应证及禁忌证

（一）舌针的适应证

（1）舌体及肢体运动功能障碍的有关病症，如舌麻、舌体歪斜、木舌、重舌、口中异味感；以及肢体瘫痪、麻木、疼痛等；亦适宜于各种脏腑经络病证。

（2）神经精神科疾病：血管神经性头痛，面神经麻痹，面肌痉挛，舌咽神经痛，癔症等。

（3）内科疾病：哮喘，糖尿病，呃逆，功能性呕吐等。

（4）心脑血管疾病：脑血管意外的恢复期及后遗症，假性延髓麻痹等。

（5）儿科疾病：小儿脑性瘫痪，智能发育迟缓，脑膜炎后遗症等。

（6）外科及皮肤科疾病：脑损伤后遗症，颈椎病，腰背软组织挫伤，带状疱疹，荨麻疹等。

（7）妇科疾病：闭经，更年期综合征，月经不调等。

（8）五官科疾病：耳聋，耳鸣，内耳眩晕，慢性咽炎，过敏性鼻炎等。

（二）舌针的禁忌证

（1）有自发性出血或凝血机制较差的患者，不宜舌针。

（2）心脑血管疾病急性发作期，不宜舌针。

（3）急性传染病，高热，抽搐，及舌体大面积溃疡、发炎的患者，不宜舌针。

（4）过于饥饿、疲劳，精神过度紧张者，不宜立即进行舌针；孕妇及妇女行经期，身体瘦弱、气血亏虚的患者，慎用舌针。

▶ 视频6 │ 管氏舌针疗法

六、典型验案

（一）舌疾病案 4 例

舌为心之苗，又为脾之外候。五脏六腑经脉都直接或间接地联系于舌，它既能反映脏腑精气营血之盛衰，又能反映脏腑病变之所在。举针治舌疾验案 4 例，以提示舌针临床辨证论治的重要性。

验案 1 　舌纵

王某，女，40 岁，售货员。1967 年 12 月 25 日初诊。

患者 2 天前因暴怒昏倒在地。后苏醒，但不能言语。检查：烦躁不宁，舌伸口外，不红不肿，不能言语，舌干少津，脉弦细。

辨证：暴怒伤肝，肝失条达，疏泄无权，气机阻滞，心气受戕，经筋不能引制而导致舌纵。证属肝气郁结，心脉不收。

治法：取太冲（泻）、通里（补），留针 10 分钟后，神情安定，遂用 28 号毫针在舌尖部心穴速刺二针，患者惊叫一声，舌即缩回，言语复常，舌体活动自如。

医案解读 ···

《灵枢·经脉》篇："肝者，筋之合也……而脉络于舌本也。"故泻原穴太冲，疏调肝气。《灵枢·经脉》篇："手少阴之别，名曰通里……虚则不能言"。补通里，宁心安神。舌为心所主，针刺心穴有清心开窍之功。

验案 2　重舌

王某，男，62 岁，农民。1968 年 7 月 8 日初诊。

患者 2 年来经常胃痛，纳少消瘦，咳喘痰多。去年发现舌下生一囊肿，逐渐增大，形如小舌，妨碍饮食言语。检查：舌下系带稍偏右侧，约有板栗大之一包囊，柔软光滑，不出血，无溃烂。苔滑腻，脉滑。

辨证：运化失常，气滞蕴热，结痰流注经络，形成舌下包囊，证属重舌之候。

治法：初诊取穴丰隆，阳中隐阴手法，并用 28 号毫针刺破包囊，流出少许黏液。次日包囊缩小。二诊用 9 号针头注射器抽出黏液，包囊瘪平，取内关、足三里，补法。针治三次，舌动灵活，饮食、言语自如，咳喘亦见好转。

医案解读 ···

《灵枢·经脉》篇："脾足太阴之脉……连舌本，散舌下"。脾失健运，湿郁蕴热生痰，结阻舌下形成重舌。先试刺包囊，遂按"宛陈则除之"治则，抽尽黏液。取丰隆、内关、足三里，蠲痰健脾，补中益气，疏调经络。

验案 3 舌歪

尹某，女，30岁，小学教师。1983年9月24日初诊。

患者于1983年6月8日被大雨淋后，发热恶寒，服药后热退，出现左侧偏头痛，左耳鸣，目胀痛，左面部麻木。经中西医治疗2个月余，偏头痛仍阵发性发作，左耳听力下降，舌头麻木，影响咀嚼进食。检查：左侧舌体明显歪斜，感觉迟钝，有轻度萎缩，言语不清，乳突周围及头颞部有压痛。脉细涩，舌淡、少津，苔薄黄。

辨证：外感寒湿，内注经络，表邪虽解，气血郁滞，由阳络偏伤舌脉，遂致舌歪不正。证属寒滞脉络。

治法：取外关、通里、天柱、风池、翳风、哑门、廉泉，用阴中隐阳手法。舌穴：心穴、聚泉、肝穴、胆穴、脾穴。舌穴用30号寸针浅刺不留针。廉泉、天柱、风池热针（GZH型热针仪）。针治20次后，头痛消失，左耳听力增进，舌歪好转。宗前法治疗72次，左耳听力恢复，舌头功能正常。随访1年，健康无恙。

📖 **医案解读**

初起恶寒发热，属太阳经病；继发偏头痛、耳鸣，乃邪留少阳，故头痛不愈，影响舌体歪斜。《灵枢·经筋》篇："足太阳之筋……其支者，别入结于舌本"。"手少阳之筋……入系舌本"。热针廉泉、天柱、风池，前后配穴，使热力直达病所，温经活络，疏调经筋。舌针配合循经取穴，标本兼治，有利于舌体功能的恢复。

验案 4　舌强

雷某，男，68 岁，工人。1984 年 4 月 6 日初诊。

患者素有高血压病史。1982 年 7 月 22 日中午突感头昏，言语謇涩，左侧偏瘫，住某医院诊断为"脑血栓形成"。经中西医治疗后，生活可自理。3 天前晨起，出现右手麻木、颤抖、舌强流涎，言语不清，喝水呛咳，吞咽困难。检查：血压 160/100mmHg，右侧轻度偏瘫，舌强言謇，舌不能伸出口外，苔黄腻，脉弦滑。

辨证：年近七旬，中风之体，精血已衰，肾气亏虚，水不涵木，肝阳偏亢，虚阳夹痰复逆，痰阻舌本。证属二次类中。

治法：取太溪（补）、照海（补）、太冲（泻）、劳宫（泻）、风池、廉泉热针（GZH 型热针仪）。舌穴：心穴、肝穴、肾穴、聚泉，浅刺捻转，泻法不留针。针治 24 次，舌头功能恢复正常，言语清楚，不流涎，饮食无呛咳。随访 8 个月，疗效巩固。

医案解读

《灵枢·九针十二原》篇："五脏有疾，当取之十二原"。补肾原太溪，泻肝原太冲，滋水涵木。心开窍于舌，泻劳宫宣窍通络。根据《灵枢·经脉》篇："手少阴之别……系舌本"，"肝者，筋之合也……而脉络于舌本也"，"肾足少阴之脉……入肺中，循喉咙，挟舌本"，故以心、肝、肾三脏并治。补阴跷脉照海，调左右一身之阴。舌穴配风池、廉泉，系舌针内外配穴法。

（二）小儿脑瘫医案 1 例

小儿脑性瘫痪是指出生前到出生后一个月内发育期非进行性

脑损伤所致的综合征。临床主要表现为中枢性运动功能障碍和姿势异常，可伴有智力低下，惊厥，行为异常，语言障碍等。属中医学"五迟""五软""五硬"范畴。

典型病案

杨某，女，5岁，香港人，1999年10月11日初诊。患儿足月剖宫产，出生后第4天出现溶血性黄疸、发热、角弓反张、抽搐，香港某医院诊断为"新生儿胆红素脑病"，采用二次换血疗法及对症处理，1个月黄疸消退。8个月后始偶发单音，双下肢痉挛瘫痪。1996年经香港医院检查确诊为"小儿脑瘫"。先后在香港、英国、美国等多家医院医治无效；后赴广州、北京等地针灸治疗3个月余，收效不显。检查：表情痴呆，反应迟钝，听力减退，不会言语，仅能发单音"啊""妈"。双手臂不自主运动，持物不稳，膝、踝反射亢进，双足轻度下垂内翻，在大人牵拉下呈剪刀型步态行走，多动不宁，智力明显低于同龄儿童。舌淡红，苔白腻，脉细滑。辨证：肝肾亏损，精乏髓涸，痰蒙心窍，筋骨失养。中医诊断：五迟，五软。西医诊断：小儿脑瘫（混合型）。治则：调补肝肾，填精益髓，醒脑开窍，强筋壮骨。采用舌针、头针、体针综合治疗36次后，听力基本正常，会说"吃饭""再见"等简单语言，可单独行走，双手持物较灵活。治疗8个月后，会接电话，能分辨出亲人声音，可以准确辨认20以内数字。治疗160次后，患儿可以说简单言语，可读、写100多个字，能单独跑步和上下楼。生活能自理。智测检查明显好转，智力接近正常。

📑 **医案解读** ......

1. 小儿脑瘫诊断依据

婴儿期内出现中枢性瘫痪；病情为非进行性；运动功能障碍和姿势异常；或伴有智能低下，惊厥，行为异常，流涎，语言障碍等精神神经障碍。

临床分型：根据神经系统症状体征，参考 1988 年佳木斯会议小儿脑瘫分型，我们将该病临床主要分为四型：

（1）痉挛型：肌张力增高，腱反射亢进，肢体痉挛，巴宾斯基氏征阳性有踝震挛。肘、腕及手指屈曲，双下肢足尖着地，伴内收痉挛，呈剪刀型步态和马蹄内翻足。

（2）手足徐动型：不自主、无目的手足徐动或舞蹈动作，或动作过多，多动不宁，精神紧张时加重，伴有语言障碍或吞咽困难，智能发育迟缓。

（3）共济失调型：步态不稳，动作不灵活，轮替运动失常，指鼻试验障碍，辨距不良，肌张力低下。

（4）混合型：上述二型或三型并存；或伴有癫痫，智能落后，视、听力障碍等其他精神神经障碍。

2. 治疗方法

鉴于小儿脑瘫病情复杂，症状繁多，病程较长，顽固难愈等特点，管氏流派采用"三联针灸法"治疗。

（1）舌针

取穴：心穴、脾穴、肝穴、肾穴、中矩、舌柱、金津、玉液。

针刺方法：医者左手垫纱布敷料，固定舌体于口外，进行针刺；补法：选用 30 号 1 寸或 1.5 寸针灸毫针，在选定的穴位上，拇指向前小弧度捻转 3 或 9 次，稍停，为 1 度补法。一般行 1 度或 3 度手法，不留针，捻转时，进针 0.5 ~ 1 分许，勿令太深，一般不会出血。泻法：选用 28 号 1 寸或 1.5 寸针灸毫针，进针 1 ~ 2 分，拇指向后大弧度捻转 6 次，稍停，为 1 度泻法，一般行 2 度或 4 度手法，不留针。舌底穴位中矩、舌柱、金津、玉液进针要稍深，针刺泻法个别穴位可能会出血。

（2）头针

取穴：益脑 16 穴：①囟门前三针：前发际上 1 寸，水平旁开 1.5 寸，计 3 穴；向前平刺 0.5 ~ 0.8 寸。②枕骨后三针：后发际上 2 寸，脑户下 0.5 寸，水平旁开 1.5 寸，计 3 穴；向下平刺 0.5 ~ 0.8 寸。③头颞左三针：头颞左侧，角孙穴上 2 寸，水平旁开 1.5 寸，计 3 穴；向下平刺 0.5 ~ 0.8 寸。④头颞右三针：头颞右侧，角孙穴上 2 寸，水平旁开 1.5 寸，计 3 穴；向下平刺 0.5 ~ 0.8 寸。⑤巅顶四神针：百会穴前后左右各 1.5 寸，计 4 穴；向百会方向平刺 0.5 ~ 0.8 寸。以上 16 穴，可根据瘫痪部位选择取穴，亦可全部取穴。

针刺方法：用 29 号或 30 号 1 寸毫针，针与头皮呈 15°角沿皮刺入达帽状腱膜层，快速捻转 6 次或 9 次，留针 20 分钟。

（3）体针

取穴：①上肢瘫：肩髃、曲池、支沟、合谷、后溪、八邪、少海、支正、劳宫；②下肢瘫：髀关、伏兔、风市、阴市、阳陵泉、悬钟、太冲、足三里、三阴交、解溪、跟腱；③智能低下，语言障碍：哑门、风府、风池、翳明、天容、人中、承浆、廉泉。

针刺方法：补法：选用30号1寸毫针刺入选定穴位，拇指向前捻转3次或9次，稍停，为1度补法，一般行1度或3度手法，不留针，捻转时，进针0.5～1分许，勿令太深，疾速出针后按压针孔。泻法：选用28号或30号1寸或1.5寸毫针，在选定穴位上，进针1寸左右拇指向后大弧度捻转6次，稍停，为1度泻法，一般行2度或4度手法，不留针。出针后，用消毒棉球轻擦针眼。疗程：隔日1次或每周针刺2次，30次为1个疗程；每疗程后休息7天。

💬 **诊后絮语**

小儿脑瘫属中医学"五迟""五软"范围。其病机主要为先天禀赋不足，后天失养或感受邪毒，髓海受损，致肝肾亏损，心脾不足，气血亏虚，精乏髓涸，心窍蒙蔽，筋脉失养，肾为失天之本，主骨，生髓，藏精，通于脑，脑为髓之海，为精明之府，赖心气、脾气、肝阴、肾精所充养。病理改变涉及肾、肝、心、脾及脑、髓、骨、脉等多个脏腑器官，故中医临床常以调补肝肾、益精生髓、醒脑开窍、养心益智、疏经通络、强筋壮骨为基本治疗法则。近10年来，我们采用舌针为主，配合头针、体针，治疗小儿脑瘫150例，男82例，女68例。年龄：1～3岁58例，3～6岁67例，6～16岁25例。家长诉有较明确诱因者：围产期窒息时间过长78例，早产或低出生体重8例，颅内出血5例，高胆红素血症4例，产后高热抽搐16例，先天愚型5例，遗传基因病4例，原因不明者30例。分型：痉挛型107

例，手足徐动型 19 例，共济失调型 9 例，混合型 15 例。150例患儿，按就诊时限随机分为两组：舌针、头针、体针综合治疗组 115 例；体针，头针常规针刺对照观察组 35 例，均经治疗60 ~ 120 次后评定疗效，舌针组总有效率为 93.04%，对照组总有效率为 71.43%，经统计学处理，有非常显著性差异。提示舌针综合治疗组较常规针刺治疗组临床疗效显著提高。通过临床病例分析表明，舌针能有效改善患儿智力、语言功能、惊厥等精神神经症状；对恢复中枢性运动功能障碍，有显著治疗作用。

舌为心之苗，又为脾之外候。《灵枢·脉度》篇云："心气通于舌，心和则舌能知五味矣"。心为五脏六腑之大主，脾是"后天之本"。故《灵枢·邪气脏腑病形》篇说："十二经脉，三百六十五络，其血气皆上面而走空窍……其浊气出于胃，走唇舌而为味"。从生理上说，脏腑精气必荣于舌；以病理而言，脏腑气血病变亦反映于舌，基于舌与全身脏腑器官的整体联系，故舌针具有醒脑益智、通关开窍、补益心脾、调和气血之功。

脑为元神之府，头为诸阳之会。益脑十六穴，通调督脉，振奋诸阳经气，起到充实髓海、健脑益智之效。兼以经络辨证，循经取穴，疏经通络，濡养经筋，调补肝肾，强筋壮骨。诸法合用，相辅相成，相得益彰，故能获得较好的临床疗效。

（三）中风医案 1 例

中风是临床上具有高发病率、高致残率、高复发率、高死亡率特点的疾病，在我国中老年当前死亡率最高的三大病种（恶性肿瘤、中风、冠心病）中占第二位，且有发病率升高和年轻化的趋势，是当前人类健康的一大威胁。舌针治疗和康复中风病的某些症状，有一定疗效。

📁 典型病案

李某，男，83 岁，退休。1999 年 2 月 24 日初诊。主诉：右侧肢体活动不遂伴言謇 11 日。既往有高血压病史，1997 年曾"中风"，基本治愈。1999 年 2 月 13 日晨起时，无明显诱因突感右侧肢体活动不灵，言语謇涩。CT 扫描示："左侧尾状核区脑梗死；左颞部、右枕后多发梗死；脑组织萎缩"。经住昆明医学院第一附属医院予血管扩张剂等治疗 1 周，病情稳定，即转入我科治疗。入院时症见：右侧肢体麻木乏力，活动不遂，伴言语謇涩，头昏头晕，二便失禁，纳呆，眠差，精神倦怠。查：BP 140/80mmHg，神志恍惚，右上肢、右下肢肌力 0 级，肌张力减弱，巴氏征阳性。西医诊断：①多发性脑梗死，②高血压病Ⅲ期。中医诊断：中风（中经络）急性期。证属：气虚血瘀，风痰阻络。采用舌针治疗为主，舌面点刺，舌下深刺，配合体针，取穴如前述。治疗 5 个疗程后，患者肌力 5 级，能在搀扶下行走，二便能自控，语言清晰，纳佳，眠可，精神改善，病情好转出院。

🔍 医案解读

（1）中风一病，风、火、痰、瘀为其主要病因，心、肝、肾三脏气血失和，阴阳不调是其主要病机；发病常因肝肾阴虚，水不涵木，肝阳化风，气血并逆，直冲犯脑而罹病。舌为心之苗，又为脾之外候。《灵枢·脉度》篇云："心气通于舌，心和则舌能知五味矣。"心为五脏六腑之大主；脾是"后天之本"故舌与全身经络脏腑都有着直接和间接的联系。所以，舌针能够疏调经络气血，调整脏腑功能，扶正祛邪，调整阴阳。

（2）我们对治疗前后血液流变学和甲襞微循环的变化进行了观察。证实：舌针治疗能降低血液的黏稠度，防止血栓形成，改善血流动力学；同时改善微循环，从而增加脑供血，增强脑代谢，有助于脑组织的修复。通过对治疗前后神经功能缺损程度评分对比观察，证实舌针，能够改善神经功能状况，有助于肢体活动功能的恢复，改善患者的生活质量。

💬 诊后絮语

中风性失语是脑血管意外并发的主要症状之一，常表现为听、说、读、写等方面障碍。中医学称之为"言謇"。流派课题组采用舌针为主治疗中风性失语 60 例，最少治疗 15 次，最多治疗 65 次，平均治疗 45 次。基本治愈 38 例，治愈率 63.3%，总有效率 86.7%。通过针刺舌体上心穴、脾穴、肝穴、肾穴，聚泉、金津、玉液、中矩等穴，不仅可刺激与舌有联系的经络，达到疏通经气、调整气血、开窍醒神的目的，而且有利于濡养舌体，增强舌的功能活动。西医认为舌体上分布有舌下神经的分支等神经末梢，通过刺激末梢神经也能增强中枢神经的兴奋性，促进神经反射，通过皮层－丘脑－皮层的调节，使特异性传导系统和非特异性传导系统相互达到平衡，重建语言活动的神经通路，加速语言功能康复。临床研究发现，舌针能明显提高病灶部位脑组织的血流灌注，使病灶部位不同程度缩小，激发脑神经细胞的功能活动改善语言功能。此外，有研究表明，直接针刺舌体穴，可改善大脑皮层语言功能原来的抑制状态，使局部刺激起到沟通回路，形成条件反射的作用，以促使周围未受损的大脑皮层功能进行弥补和代偿，从而改善语言功能。

❖ 第三节　蜂针经穴疗法

一、蜂针经穴疗法的特点及种类

（一）蜂针经穴疗法的特点

（1）蜂针经穴疗法是以中医针灸理论为指导，以经络腧穴为基础，应用蜂毒作用于经络腧穴，以达到防治疾病的治疗方法。

（2）蜂毒具有独特的生理效应和药理作用，作用于经络腧穴，能起到调和阴阳、行气活血、疏通经络、扶正祛邪的调整、治疗作用，达到针、药、灸等综合治疗效应。

（3）蜂针经穴疗法应根据患者的疾病种类、病证属性，以及患者的神经类型、个体差异采用不同的治疗方法，如对久病体弱、敏感怕痛的特禀质患者，可先采用蜂毒注射液直流电离子导入治疗；对病程较长、平和体质的患者，可采用蜂针循经散刺法和蜂针循经直刺法；对体质较好、神经类型稳定的患者，治疗气滞血瘀、寒湿凝滞等病证，可选用活蜂经穴螯刺法。蜂针经穴疗法须因人、因病、因时、因地制宜，辨证论治。

（二）蜂针经穴疗法的治疗种类

凡施行蜂针经穴疗法患者，必须先做蜂毒过敏试验。凡对蜂毒过敏，在未行蜂毒脱敏之前，不宜施用蜂针经穴疗法。对蜂毒不过敏，或非特异性毒性反应患者，方可进行蜂针经穴疗法。蜂针经穴疗法的治疗种类主要有：

（1）蜂针循经散刺法。

（2）蜂针经穴直刺法。

（3）活蜂经穴螫刺法。

（4）子午流注蜂针经穴疗法。

（5）蜂毒注射液穴位注射疗法。

（6）蜂毒注射液直流电离子导入疗法。

二、蜂针经穴针刺疗法操作常规

（一）蜂毒过敏试验

凡施行蜂针经穴疗法患者，必须先做蜂毒过敏试验。皮试方法：在患者前臂下端内侧皮肤处，做常规消毒。用游丝镊从活蜂尾部将螫针拔出，刺入皮肤1.5mm，随即拔出。20分钟后观察，如仅在局部出现红肿疼痛反应，时间短，不扩散，无全身反应者，多属非特异性毒性反应。24小时后再观察有无广泛的局部剧烈红肿、奇痒等反应及皮肤水肿、皮疹、支气管痉挛、恶心、呕吐、腹痛、心悸、乏力、发热等全身反应，如无此类反应，即可进行蜂针经穴治疗。凡出现特异性毒性反应者，属对蜂毒过敏，在未行蜂毒脱敏治疗之前，不宜施用蜂针经穴疗法。

（二）蜂针经穴疗法针刺方法

1．蜂针循经散刺法

一般在治疗第1周采用。操作方法：常规消毒后，将螫针从活蜂尾部用游丝镊拔出，夹持蜂针，在患部或与疾病相关的经脉，循经散刺 4 ~ 5 穴，重点穴位采用"齐刺"或"梅花刺"。针法要领是："针不离镊，点刺即出"。散刺法痛感轻微，对激发调整"皮部""络脉"经气有特殊功效。

2．蜂针经穴直刺法

取出活蜂蜂针，刺入穴位，留"针"20 分钟，再拔除螫针。第 1 次用蜂 1 只，以后视针刺反应及病情需要，逐次增加经穴和活蜂数。应用蜂针经穴直刺法，一般局部均会有肿痛反应，需视反应情况调整蜂针刺激量。

3．活蜂经穴螫刺法

对蜂针疗效较好，且局部反应较轻的患者，可采用活蜂经穴螫刺法。操作方法是：用游丝镊夹住活蜂蜂腰下段，直接用活蜂在穴位上螫刺。螫针刺入后，能迅速向体内排出蜂毒，红肿痒痛一般反应较重，故应严格掌握蜂针剂量及适宜地选择穴位。

4．蜂针的治疗疗程

一般隔日或每日 1 次，10 次为 1 个疗程，休息 7 ~ 10 天后，再行第 2 个疗程。

三、蜂毒注射液经穴注射疗法

（一）过敏试验皮试法

抽取蜂毒注射液 0.5ml（0.125mg），加 2% 普鲁卡因 0.5ml，混合后按皮内注射法注入前臂屈侧皮内 0.1ml，观察

30分钟，如局部有硬块，红晕直径超过1.5cm，伴有红色皮疹或皮肤瘙痒者，为阳性反应，暂不宜使用蜂毒注射液。皮试法主要用于需即刻治疗的短期治疗患者。

（二）过敏试验肌注法

治疗前用0.25mg/ml蜂毒注射液进行肌内注射，每日1次，共3次。观察患者对蜂毒是否有局部或全身过敏反应。如患者无过敏反应可开始正规治疗，如有过敏反应，可采取脱敏方法：开始时，每隔30～60分钟，加大0.025mg或0.05mg蜂毒注射量，连续2～3天，总注射量总和≤1mg蜂毒，抗体形成，1个月后，注射蜂毒或蜂螫，极少出现过敏反应。此法用于需较长时间治疗的慢性病患者。

（三）蜂毒穴位注射法

根据脏腑经络辨证，首次宜取腰背及四肢肌肉较丰厚部位的腧穴1～2穴，每穴注射蜂毒加普鲁卡因注射液0.3～0.5ml，蜂毒剂量不超过0.5mg/d。其后可根据病情和患者体质逐渐增加剂量。临床参考剂量为1.0～3mg/d，最大剂量5mg/d。穴注剂量：头面部腧穴每穴0.3ml；胸背部腧穴每穴0.5ml；四肢部腧穴每穴0.5～1ml；腰、股部腧穴每穴1.5～2ml，较为适宜。

（四）疗程

根据不同病种和病情确定疗程，一般隔日1次，对蜂毒反应轻微或病情较重的患者，每日1次。10次为1个疗程。休息5～7天，继续第2个疗程。

四、蜂毒注射液直流电离子导入疗法

（一）治疗仪器

凡能输出直流电，方波，间动电，单向中频电流的仪器，均可进行药物离子导入，如 PD- ⅢA 型风湿治疗仪、ZM-C- Ⅱ型中频药物导入治疗仪等。

（二）蜂毒的主要理化性质和化学成分

天然蜂毒呈半透明黄色液体；味微苦伴特殊浓香气息；黏滞，比重为 1.1313，pH 值为 5.5，含水量 80% ~ 88%；蜂毒不溶于乙醇，但溶于水、甘油和油酸类，水溶液不具有酸性反应。蜂毒成分复杂，生物活性物质主要有蛋白质多肽类、酶类、生物胺，及蚁酸、盐酸、Ⅱ-磷酸、磷酸镁、胱氨酸、蛋氨酸、色氨酸、胆碱、甘油、类脂质，和蜂毒多肽、蜂毒明肽、蜜里酊毒素等。我们临床治疗采用的是含有蜂毒主要成分的无色透明注射液。

（三）操作方法

未做过蜂毒治疗的患者，应先做导入过敏试验，用稀释后的蜂毒溶液，通电 5 分钟进行观察，若无明显过敏反应者，可以进行治疗。

（1）将所需电极、衬垫等准备妥当；用蜂毒注射液 2ml（1 支），溶于 20ml 生理盐水，浸湿衬垫，因蜂毒注射液带正电荷较多，电极采用对置法，一般蜂毒注射液从阳极的衬垫板导入；但蜂毒成分复杂，亦采用并置法，即两电极并列横排或竖排，可用 1 ~ 2 支蜂毒注射液，分置两极；若多个部位疼痛，可按上法同时使用两组输出电极置于患部症状最显著部位的经穴治疗。

（2）患者采取舒适的治疗体位，暴露治疗部位，并检查该部有无皮肤疾患及破损，如有破损须做处理再做电疗。

（3）电极应平坦地紧贴于治疗部位之皮肤上的衬垫，电极四周应小于衬垫 1 ～ 2cm。沙袋加压，使接触均匀严密。

（4）治疗前检查阴阳极及导线连接是否正确，各调节电钮是否在零位，导线接头是否接触良好。

（5）接通电源后，缓慢调节电流量，并注意毫安表的指针及患者反应，输出电流强度应根据患者的耐受性和肌肉的厚薄而定，以患者有感觉，又不引起疼痛；或患者略有蚁爬样感觉为宜（参考电流强度 4 ～ 6mA）。每次治疗 20 ～ 30 分钟，每日 1 次，10 次为 1 个疗程。休息 3 ～ 5 日，进行第 2 个疗程。

（四）注意事项

（1）治疗后如皮肤发红、瘙痒，或有粟粒状丘疹，嘱患者勿抓、勿用肥皂洗；可涂以止痒药水或复方醋酸地塞米松乳膏。待皮肤恢复后，再行治疗。

（2）注意电流勿通过心脏；电极放置勿横断脊髓，以策安全。

（3）禁忌证：各种急性传染病、结核病活动期、急性风湿热、伴有心力衰竭的心脏病患者、伴有肾衰竭的肾炎病患者、严重的血液病（恶性贫血、白血病、出血性疾患）、晚期高血压动脉硬化、急性炎症性皮肤病、各种传染性皮肤病、妊娠期妇女等。

五、子午流注蜂针经穴疗法

子午流注是我国古代医学理论中的一种学说，它基于"天人合一"的整体观点，认为人身气血是按一定的循行次序，有规律地如潮涨落，出现周期性的盛衰变化。依据子午流注理论，遵循经络气血盛衰与穴位开阖的规律，配合阴阳、五行、天干、地支按时开穴的治疗方法，称为子午流注针法。

按照子午流注针法，结合蜂针（蜂毒）开穴治疗的方法，称为子午流注蜂针经穴疗法。

（一）治疗方法

全部采用家养中蜂治疗，具体方法如下：

1. 蜂毒过敏试验

在患者一侧前臂下端内侧皮肤做常规消毒，用游丝镊从活蜂尾部将螫针拔出，刺入皮肤 1.5mm 随即拔出，20 分钟后观察。如仅在局部出现红肿、疼痛等反应，时间短、不扩散、无全身反应者，属非特异性毒性反应。24 小时后再观察有无广泛的局部剧烈红肿、奇痒等反应及皮肤水肿、皮疹、支气管痉挛、恶心、呕吐、腹痛、心悸、乏力、发热等全身反应。如无此类反应，即为蜂针皮试阴性，可进行蜂针经穴疗法。凡出现特异性毒性反应者，属对蜂毒过敏，即蜂针皮试阳性，不宜施用蜂针经穴疗法。

2. 取穴与针刺方法

按管氏子午流注逐日对时开穴和互用取穴表，选择每日辰时~申时（7～17时），即每日工作时间为开穴时间，约定患者进行治疗。开穴后，根据中医辨证配取2～3个穴位。具体开穴及开穴时辰见"蜂针子午流注逐日对时开穴和互用取穴表"。

根据患者对蜂毒反应程度，采用穴位散刺不留针；先散刺以后直刺留针；穴位直刺留针等三种方法。

蜂针子午流注逐日对时开穴和互用取穴表

时辰	辰（7～9时）主穴	互用穴	巳（9～11时）主穴	互用穴	午（11～13时）主穴	互用穴	未（13～15时）主穴	互用穴	申（15～17时）主穴	互用穴
甲		支沟	商丘	隐白	神门	大都	尺泽	鱼际	束骨	后溪
乙	阳溪	商阳	商丘	解溪	委中	通谷	小海	少冲	液门	临泣
丙	厉兑	曲池	阴谷	然谷	神门	大都	劳宫	太冲	少泽	
丁	阳陵泉	侠溪	商丘	解溪	中渚	后溪	少冲			解溪
戊	厉兑	曲池	大陵		厉兑		小海	少冲	二间	
己	支沟		隐白	商丘	神门	大都	鱼际	尺泽	束骨	后溪
庚	商阳	阳溪	商丘	解溪	通谷	委中	小海	少冲	临泣合谷	液门
辛	厉兑	曲池	然谷	阴谷	神门	大都	太冲 太渊	劳宫		少泽
壬	侠溪	阳陵泉	商丘	解溪	后溪 阳池	中渚		少冲	解溪	
癸	中渚 阳池	曲池	大陵		支沟	厉兑	小海 间使	少冲	天井	二间

3. 疗程

隔日治疗1次，10次为一个疗程，疗程间休息1周，根据病情再行第二疗程治疗。

六、蜂针经穴疗法的适应证、禁忌证及注意事项

蜂针经穴疗法临床运用时，个体差异性较大。由于患者的禀赋、体质不同，对蜂毒的反应常因人而异。现根据我们的临床经验与体会，分述蜂针经穴疗法的主要适应证、禁忌证及注意事项如下：

（一）主要适应证

1. 面神经炎、脊神经炎、三叉神经痛、血管神经性头痛、多发性肌炎及各种神经痛。

2. 风湿性关节炎、类风湿关节炎、肩周炎、背肌筋膜炎、腰肌劳损、膝关节创伤性滑膜炎、退行性骨关节病等。

3. 中风后遗症、慢性支气管炎、支气管哮喘、肝硬化等。

（二）主要禁忌证

蜂针经穴疗法（蜂毒注射液）的禁忌证主要有：活动性肺结核、急性传染病、造血系统疾患（如血友病、白血病等）、孕妇及极度过敏体质患者等。

（三）注意事项

1. 蜂针经穴疗法注意事项

（1）蜂针经穴疗法开始治疗时，宜取穴少、剂量小、时间短，根据治疗反应和个体差异，逐渐增加治疗穴位和治疗时间，要严格控制蜂毒量，循序渐进。

（2）蜂针经穴疗法初期治疗阶段，取穴宜以四肢肌肉丰厚的阳经腧穴为主，不取或少取阴经腧穴，尤其是屈侧面阴经关节部腧

穴，易妨碍关节的活动，影响行动。尽量不取头面部腧穴，因头部穴位较易产生强烈反应，影响生活与工作；面部腧穴，部分患者治疗后，局部会有色素沉着，影响面部美观，故应尽量避免发生。

（3）对初期应用蜂针经穴疗法的患者，做好解释工作，消除患者的恐惧心理，树立治疗的信心。一般蜂疗初期，均有不同程度的过敏反应，只要处理得当，反应会逐渐减弱，甚至消失。对一些慢性、顽固性疾病，需经过较长时间的治疗，才有可能见到明显效果。

2. 不良反应的处理

（1）蜂针经穴疗法治疗，一般局部会有红肿疼痛，少数患者在治疗初期出现低热或淋巴结肿大等全身反应，经对症处理，坚持治疗 1 周后，症状大都消失。偶有出现全身性荨麻疹者，暂停治疗并服用抗过敏药物后症状可消失。

（2）局部胀痛或红肿热痛，可采用同品种的蜜蜂酒精浸泡液外搽局部；亦可选用皮炎平软膏局部外涂。胀痛甚者可服用去痛片或芬必得等解热镇痛药对症处理。瘙痒可局部外搽蜜蜂酒精浸泡液或皮炎平软膏；瘙痒甚或伴有荨麻疹者，可服用氯苯那敏片。发热恶寒可选用柴胡注射液 2～4ml 肌注，或服酚氨咖敏片 1～2片，热退后不必再用。眼睑或口唇水肿，暂停蜂疗，口服泼尼松和赛庚啶对症处理。恶心呕吐或腹泻，选用维生素 B_6 20mg，胃复安 10mg，每日 3 次口服，654-2 注射液 10mg 穴位注射；视患者个体差异，适当延长蜂针治疗间隔时间和减小蜂毒剂量。

（3）超敏反应的处理：临床上 1‰～3‰ 的患者可能会出现超敏反应。这类极度过敏体质患者在蜂螫后会出现严重的功能紊乱，导致过敏性休克，如不及时处理，有可能迅速死亡。为确保医疗安全，要充分做好抗过敏休克的急救准备。一般处理措施：①立即拔除蜂针，注意不要挤压毒囊。②皮下或肌注肾上腺素 0.5mg，如 20 分钟不见血压回升至正常，可再重复注射，直至血压维持正常。③肌内注射苯海拉明 20mg。④针对临床症状对症治疗。如哮喘、憋气、声音嘶哑，给予异丙肾上腺素、喘息定；皮疹、水肿、红肿，给予氯苯那敏片；喉头水肿严重者切开插管。⑤按休克常规抢救，如安静少动，吸氧，保温，取义齿，平卧头低位。⑥输液：10% 葡萄糖加氢化可的松 200 ~ 300mg，或地塞米松 5 ~ 10mg，加维生素 C 2g 静脉滴注。必要时酌加洛贝林、尼克刹米、咖啡因、去甲肾上腺素等；或静脉推注葡萄糖酸钙 1g，50% 葡萄糖 40ml 加氢化可的松 100mg。

▶ 视频 7 | 蜂针经穴疗法

七、典型验案

（一）蜂针经穴疗法医案 2 例

验案 1

叶某，男，58 岁，工人。1988 年 3 月 30 日入院。双膝、踝关节反复疼痛 24 年，加重 10 天。患者于 1964 年因感受寒湿，膝、踝关节红肿疼痛，渐发展至跖趾及肘、腕关节游走疼痛，遇寒及天气变化时疼痛加重。曾间断服用中西药物治疗，收效不显，近年来病情加重。10 天前因感受风寒，出现恶寒发热，双膝关节冷痛加重，屈伸不利，踝关节轻度肿胀，右第一跖趾关节红肿压痛，不能行走。实验室检查：Hb：110g/L，RBC：380 万 /mm^3，WBC：9800/mm^3，N%：82%，L%：17%，E%：1%；ESR：82mm/h，ASO：500U，RF（－），血尿酸（UA）280μmol/L。脉细紧，舌淡夹青，苔白。辨证：寒湿凝滞，脉络痹阻（痛痹）。诊断：风湿性关节炎。

治疗经过：蜂针治疗，隔日 1 次，治疗 6 次后，自觉膝关节冷痛减轻，踝及跖趾关节肿胀渐消，可扶杖行走。治疗 10 次后，疼痛明显减轻，可弃杖行走。治疗 29 次后复查，Hb：120g/L，RBC：400 万 /mm^3，WBC：5200/mm^3，N%：73%，L%：27%，E%：3%；ESR：37mm/h，ASO：250U，RF（－）。患者自觉关节疼痛消失，关节活动基本自如。出院后服中药调理，5 个月后随访，疗效基本巩固。

验案 2

郭某，女，60 岁，退休工人。1988 年 10 月 28 日入院。腰腿疼痛 12 年，双膝关节疼痛加重 1 个月。患者 1976 年冬因劳累后感受风寒，出现腰腿疼痛，经针灸等治疗后，症状缓解。每因劳累、受凉风及气候变化时疼痛加重。近 1 个月双膝关节伸屈不利，行走不便。实验室检查：ESR 38mm/h，ASO

250U，类风湿胶乳试验（−）。脉细弦，舌淡红，苔薄白。辨证：肝肾不足，经脉失养，寒湿伏滞，脉络痹阻（痛痹）。诊断：风湿性关节炎。治疗经过：蜂针治疗，每日 1 次，治疗 5 次后，针刺部位红肿疼痛，皮下硬结，反应较重，暂停蜂针，红肿穴位外搽氟轻松软膏。4 天后，红肿及硬结渐消，双膝关节疼痛亦明显减轻。其后蜂针 3 天治疗 1 次，配合服用祛湿散寒，舒经活络中药。治疗 10 次后查血：ESR：12mm/h，ABO　250U，类风湿胶乳试验（−）。自觉双膝关节疼痛基本消失，腰腿活动基本自如。

医案解读

①蜂的毒刺刺入穴位，有针刺经穴的机械刺激，又有穴位注入蜂毒的药理作用。蜂螫后局部红肿反应具有类似温灸的效应，因而具有调整经络脏腑气血的功能。通过 150 例痹证患者的蜂针治疗观察，初步认为，蜂针对控制和减轻痹证的临床症状有一定疗效，对降低血沉作用较为明显，但对类风湿因子转阴疗效较差。②经蜂针治疗的患者，一般均有针刺部位红肿痒痛等局部反应，少数患者可能伴有低热或全身不适。局部外搽氟轻松或减少蜂毒剂量可缓解症状。临床上应用蜂针须注意，极少数患者对蜂螫可能产生过敏反应，有的甚至发生过敏性休克。因此在进行蜂针治疗前，必须常规进行过敏反应皮肤试验，以保安全。另外，如在治疗过程中，针刺部位红肿硬结，焮灼疼痛较重，可暂停治疗，或调整蜂毒剂量和减少刺激穴位，以免引起较重的全身反应。

💬 **诊后絮语**

蜂针是通过蜂毒和蜂螯对经络俞穴的刺激，达到治病效应的治疗方法。早在《本草纲目·虫部》就有记载："蜂尾垂锋，故谓之蜂"，并对蜜蜂的药理作用和蜂螯肿疼的治疗做了论述。近百年来，各国学者对蜂毒进行了深入研究，有了不少新进展。近代研究表明：蜂毒是一种成分复杂的混合物，可被消化酶类和氧化物所破坏，蜂毒易溶于水和酸，但不溶于乙醇。蜂毒主要成分有：蜂毒肽等多肽类、透明质酸酶等多种酶、组织胺等多种生物原胺，以及胆碱、甘油、磷酸、蚁酸、脂肪酸、脂类、碳水化合物和20余种游离氨基酸。蜂毒具有高度的生物学及药理学活性，能直接对细胞膜起溶解作用，使蜂毒中的抗菌、抗炎、抗凝血、抗高脂及抗辐射成分迅速进至体内。蜂针刺激经穴后，引起穴位皮下血管的反射而收缩，随即收缩的血管再次扩张导致皮肤充血，从而提高针刺部位的血液循环，有利于缓解肌肉、关节的紧张与挛缩，加速局部组织的新陈代谢。蜂毒中的多肽类物质对皮肤末梢神经有刺激作用，末梢刺激通过中枢神经传递到交感神经，进而刺激脑垂体使肾上腺素的分泌增加，有利于自主神经调整趋于正常。蜂毒还可刺激人体免疫系统，增强人体免疫机能，提高抗病能力，达到治疗目的。

（二）子午流注蜂针经穴疗法医案1例

蒋某，女，35岁，干部，1998年4月20日8时初诊。

主诉：右侧偏头痛3年。3年前精神受刺激后出现头痛。经治疗未愈。2年后多局限于右侧偏头痛，右颞侧部及太阳穴呈搏动性跳痛，每周发作2～3次。因受寒感冒，头痛加剧1周，伴有恶寒，体位性眩晕，恶心呕吐。

检查：1998 年 4 月 14 日脑血流图检查：脑动脉血容量增加，波幅稍增高。脑电图检查：过度换气后 10 ～ 50 秒各导联出现持续至长段的高波幅 Q 波、S 波，以右枕、颞显著，偶见单个棘波、间见尖波。1998 年 4 月 15 日头颅 CT 平扫：脑实质区未见异常密度表现，脑中线不偏，脑室、脑池及脑沟未见异常表现。1998 年 4 月 15 日超声波检查：脑中线波不偏。BP：120/80mmHg。实验室检查：Hb：113g/L，RBC：382 万 /mm^3，WBC：8700/mm^3，ESR：10mm/h，ASO：200U，RF（-），GLU：110mg/dl，TC：180mg/dl，TG：132mg/dl，心肺（-）。舌质黯，苔薄白，脉细弦。

诊断：偏头痛；头风。

辨证论治：肝失条达，气机不调，经气紊乱，脑络阻痹，清阳不运，脑海失营，故而头痛；肝胆表里，病久气虚，久痛入络，手、足少阳经脉循行于头颞，故致少阳经脉经枢不利，气滞血瘀，罹患偏头痛。

治疗经过：初诊时间为农历戊寅年丙辰月丁酉日甲辰时（1998 年 4 月 20 日上午 8:00），按子午流注开穴，当开阳陵泉、侠溪穴，故蜂针取阳陵泉、侠溪，配穴：针右外关、右风池。平补平泻手法。当晚发热，体温 38.5℃，服 1 片酚氨咖敏片后，汗出热渐退。次日头痛减轻。复诊时间为 1998 年 4 月 22 日上午 8:30，农历戊寅年丙辰月己亥日戊辰时，按子午流注开穴，蜂针取支沟，配穴：针刺右丘墟、右风池、右太阳，平补平泻手法，留针40分钟。除蜂针局部轻度红肿外，无其他不适。2天后，头痛明显减轻，恶寒、眩晕、恶心呕吐症状消失。

💬 病案解读

子午流注针法的基本特点是："按日起时，循经寻穴，时上有穴，穴上有时"。临床运用时，首先要将患者来诊的日时干支推算出来，在辨证的前提下，结合人体经络气血的循行和井荥输经合的五行相生规律，开穴施治。在按时治疗中，应以所开经穴为主，先针开穴，后针配穴，即所谓："用穴先主而后客"。这是子午流注针法临床运用应当遵循的基本原则。子午流注针法，在临床应用时，还要根据病情症状，结合俞穴主治功能灵活运用。如遇有急症，在不适宜流注开穴时，既可选用夫妻穴、母子穴，亦可选用适应于该症的其他穴位，争取时间进行治疗，此即谓："用时则弃主而从宾"。子午流注结合蜂针经穴疗法，将中医时间治疗学和蜂毒经穴治疗配合应用，对有些病可以起到相互协同、互相配合的治疗作用，有时可以收到穴少效捷的治疗效果。

💬 诊后絮语

现代时间生物医学研究表明，机体内的各种生理、生化活动几乎都呈近似昼夜节律的周期变化。近年来，临床上一定样本的对照观察和较大样本病例资料的统计学处理证实，运用子午流注针法确是提高针灸临床疗效的有效途径之一。管氏在长期的临床实践中，总结出要提高子午流注针法的临床疗效必须要掌握运用的五个环节，管氏概括为"子午流注针法提高临床疗效五要素"：①提出了中医学的整体观、经络学说等9项内容是子午流注的理论基础；归纳了自然界周期变化的观点等子午流注的 8 个基本观点，总结了较为完善的子午流注的理论体系。必须通晓子午流注理论，才能掌握子午流注针法。②经络辨证是子午流注针法的主要辨证方法。③选择开穴、配穴是运用子午流注针法的关键。④恰当的补泻手法是子午流注针法获得疗效的重要条件。⑤子午流注针法既要掌握基本原则，又要灵活运用。"五要素"言简意赅地归纳了子午流注临床应用的指导思想和运用要点；澄清了对子午流注的误解和片面认识，对正确全面理解子午流注和指导针灸临床实践，具有理论意义和实用价值。

◆ 第四节　管氏过梁针疗法

一、管氏过梁针的渊源

过梁针源于古代"长针""大针"。《灵枢·九针十二原》记载："长针者，锋利身薄，可以取远痹；大针者，尖如梃，其锋微员，以泻机关之水也"。《灵枢·九针论》："长针，取法于綦针，长七寸，主取深邪远痹者也。""八正之虚风，八风伤人，内舍于骨解腰脊节腠理之间为深痹也，故为之治针，必长其身，锋其末，可以取深邪远痹"。《灵枢·官针》云："病在中者，取以长针"。指出长针适宜于治疗深邪远痹和病在内部深层之痼疾。《灵枢·九针论》曰："九曰大针，取法于锋针，其锋微员，长四寸，主取大气不出关节者也。""淫邪流溢于身，如风水之状，而溜不能过于机关大节者也。故为之治针，令尖如梃，其锋微员，以取大气之不能过于关

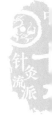

节者也"。《灵枢·官针》曰:"病水肿不能通关节者,取以大针"。
说明大针适用于通利关节,运转大气,消除积水。过梁针一般均
采用长针、粗针,实属"长针""大针"临床运用之发展。

管正斋老先生在刺法上汲取了《内经》"短刺"法中的深针,
"输刺"法的取穴精而深刺,以及《内经》"经刺"法的直刺病变
不通的结聚部位等针法特点,结合家传针刺方法,形成了独具特
色的管氏过梁针法。管遵惠教授学习继承了家父的学术经验,传
承了管氏过梁针法,在针灸临床应用中,有所创见和发展。

二、管氏过梁针的刺法

管氏过梁针刺法特点概况为:深、透、动、应。

1. "深"

管氏过梁针选用的奇穴和经穴,较常规刺法进针深。

2. "透"

管氏过梁针四肢部奇穴,要求透刺到对侧皮下。手法操作:
选用特制的26号(或28号)过梁针,采用单手两指疾速直刺法,
进皮后,左手挟持押手,右手小弧度捻转,缓慢进针,进针到穴
位深度的一半时,左手扶托于穴位肢体的对侧,以探测针尖到达
的位置,直至进针刺到对侧皮下。过梁针补法:行"凤凰理羽"
手法9次,或三九27次,或九九81次。过梁针泻法:行"凤
凰展翅"手法6次,或六六36次,或八八64次。留针30分钟。
起针时,应缓慢退针,出针后休息20分钟。

3. "动"

过梁针在进针或行针时，患者肢体会出现不自主抽动或颤动，如针下灵、阳委1、平顶等穴治疗癔症性瘫痪、外伤性截瘫、脱髓鞘疾病等，必须出现肢体不自主抽动或颤动，疗效才显著。治疗癔症性瘫痪，掌握行针时机，适时令患者运动肢体，是获取疗效的关键，常可收到立竿见影之效。

4. "应"

部分过梁针奇穴，须在针刺时出现感应，方能获效。如针臂宁穴，针感传至指尖，患者手臂发麻，才能收效。部分患者在过梁针后，会出现轻度头昏、微汗、乏力等针刺反应，有些精神分裂症和癔症患者，在出现这样的应激性反应后，可能会霍然而愈。应用过梁针，必须根据病情，辨证施治。奇穴主治病症不同，过梁针法亦各有所异。临症时，须根据治疗需要，灵活运用。

三、管氏过梁针特定奇穴

管氏过梁针特定奇穴有 24 个，现简介如下：

1. 天灵

定位：腋窝前缘直上 1 寸，向内旁开 5 分，垂膊取之。

针法：稍向外斜深刺 5 ~ 6 寸。

主治：狂躁不安，伤人自伤，口中唱骂，癫呆症；上肢瘫痪。

2. 腋灵

定位：腋窝前缘上 0.5 寸肌腱下缘处，垂膊取之。

针法：由前向后直刺5～6寸。

主治：狂躁不安，伤人自伤，唱骂不休，癫呆症；上肢瘫痪。

3. 屈委阳

定位：屈肘横纹端之稍外方。

针法：直刺，浅刺2寸；深刺4～5寸。

主治：躁动不安，精神分裂症恢复期；上肢瘫痪，上肢僵直，上肢颤抖。

4. 尺桡

定位：上肢伸侧，腕横纹至肘横纹之中央，腕上6寸。

针法：直刺，浅刺1.5寸；深刺2.5～3寸。

主治：轻型精神分裂症，癫症；上肢麻木、瘫痪，上肢痉挛。

5. 中桡

定位：上肢伸侧，腕横纹上4寸。

针法：直刺，浅刺1寸；深刺2.5～3寸。

主治：轻型精神分裂症，癫症；上肢麻木，瘫痪，手臂痉挛。

6. 寸桡

定位：上肢伸侧，腕横纹上2.5寸。

针法：直刺，浅刺1寸，深刺2.5寸。

主治：轻型精神分裂症，癫症；上肢僵直，手颤。

7. 寸平

定位：上肢伸侧，腕上 1 寸，桡侧旁开 0.4 寸。

针法：直刺 0.8 ～ 1 寸。

主治：上肢功能性瘫痪，上肢麻木；晕厥，休克。

8. 脑根

定位：外踝与跟腱之间凹陷上 1 寸处。

针法：直刺，浅刺 1 寸，深刺 2 ～ 2.5 寸。

主治：慢性精神病，精神分裂症恢复期，癫呆症；下肢痿软，肩背拘急疼痛。

9. 平顶

定位：外膝眼下 3 寸，胫骨旁开 2 寸。

针法：直刺 3 ～ 5 寸。

主治：慢性精神病，精神分裂症恢复期，癔症，癫呆症；下肢瘫痪。

10. 中平

定位：外膝眼下 5 寸，胫骨旁开 2 寸。

针法：稍向内斜刺，深刺 4 ～ 6 寸。

主治：慢性精神病，精神分裂症恢复期；下肢瘫痪、冷痛、麻木。

11. 阳委 1

定位：仰卧或侧卧，股骨外上髁上方，膑骨外缘水平上 1.5

寸，股二头肌腱与股外侧肌之间凹陷处，左右各一穴。

针法：由股外侧向内透刺，直刺 5 ~ 8 寸。

主治：狂症，癫症，癔症；下肢瘫痪。

12. 阳委 2

定位：股外侧：腘窝横纹上 2 寸，股二头肌腱与股外侧肌之凹陷处，阳委 1 向上 1 寸。

针法：由股外侧向内透刺，直刺 6 ~ 8 寸。

主治：狂症，精神分裂症，癫症；下肢瘫痪。

13. 阳委 3

定位：股外侧，腘窝横纹上 3 寸，股二头肌腱与股外侧肌之凹陷间，阳委 2 向上 1 寸。

针法：由股外侧向内透刺，直刺 7 ~ 8 寸。

主治：精神分裂症，有破坏行为之狂症，癫症；下肢瘫痪。

14. 四连

定位：股外侧，腘窝横纹上 4 寸，股外侧肌与股二头肌之间，阳委 3 上 1 寸。

针法：由股外侧向内透刺，直刺 7 ~ 8 寸。

主治：精神分裂症，狂症，癫症；下肢瘫痪。

15. 五灵

定位：股外侧，腘窝横纹上 5 寸，股外侧肌与股二头肌之间，阳委 3 上 2 寸。

针法：由股外侧向内透刺，直刺 7～8 寸。

主治：精神分裂症，狂症，癫症；下肢瘫痪。

16. 灵宝

定位：股外侧，腘窝横纹上 6 寸，股外侧肌与股二头肌之间，阳委 3 上 3 寸。

针法：由股外侧向内透刺，直刺 7～8 寸。

主治：精神分裂症，狂症，癫症；下肢瘫痪。

17. 山膝根

定位：昆仑与太溪穴之间，女膝穴直上，跟腱中。

针法：直刺 1 寸。

主治：足跟痛，腰痛，惊悸，齿龈脓肿。

18. 泉中

定位：涌泉穴后 1 寸。

针法：直刺 0.8～1 寸。

主治：癔症性瘫痪，外伤性截瘫，痴呆。

19. 肾根

定位：足跟正中前缘，卷足时，在足心后 1/3 取穴。

针法：直刺 0.8～1 寸。

主治：足跟痛，下肢瘫痪，腰腿痛，失眠，痴呆。

20. 迈步

定位：髀关穴下 2.5 寸，大腿伸侧，髂前上棘与髌骨基底连线上，相当于会阴穴水平下三横指。

针法：直刺 2 ～ 3 寸。

主治：下肢瘫痪，股膝疼痛，癔症性瘫痪，下肢痿软，足下垂。

21. 外伏兔

定位：膝髌正中上缘上 6 寸，向外旁开 1.5 寸。

针法：直刺 5 ～ 7 寸。

主治：下肢瘫痪，膝髌肿痛，癔症性瘫痪，下肢痿软，外伤性截瘫。

22. 臂宁

定位：腋窝之前端，胸大肌停止部。手指触头仰掌（或曲肘手掌按于后枕），腋窝前端，胸臂腔隙凹陷为上臂宁，上臂宁斜下 1 寸，肌腱下方为下臂宁，两穴合称臂宁穴，左右各 1 对。

针法：直刺 0.5 ～ 1 寸，针感达手指，上肢酸麻，有电击感。

主治：上肢麻痹，痿软无力，上肢颤抖，强直痉挛，肩臂疼痛，上肢冷痛，手指拘挛。

23. 下灵

定位：俯卧，骶骨管裂孔水平线旁开 4.5 寸为内下灵，再外开 3.5 寸为外下灵，内外两穴合称下灵穴，左右各 1 对。

针法：先针内下灵，直刺 4 寸，针感放射至足底，再针外下灵 4 寸，傍针刺法，以下肢抽搐为佳。

主治：外伤性截瘫，癔症性瘫痪。

24. 大椎

定位：第 7 颈椎与第 1 胸椎棘突之间凹陷处，内部解剖定位相当于第 8 颈髓与第 1 胸髓。

针法：术者用左手定好穴位后并固定之，防止患者移动，右手拇指持于针柄，其他三指固定针体。进针时针尖沿左手拇指固定部位迅速捻转刺入皮下，针入皮下后应令患者低头，使棘突间隙增大，将针沿棘突间用力向深推进，此时一般不捻转。将针进入应针深度的 4/5 接近脊髓腔时，要缓慢进针，绝对防止捻针、捣针、摇针。进针方向宜针体与皮肤呈 35° 角向上方斜刺，消瘦者以 4 寸为度，肥胖者以 5 寸为宜。

主治：精神分裂症，癔症性瘫痪，狂症，癫症。

▶ 视频 8 ｜ 管氏过梁针疗法

四、典型验案

（一）过梁针治疗癔症性瘫痪医案 2 例

验案 1

余某，女，12 岁，学生，1995 年 2 月 22 日初诊。

双下肢痿软无力 4 个月，加重 1 天。患儿于 1994 年 5 月下旬自觉腹痛，呈持续性隐痛，阵发加重。1994 年 6 月 7 日收住某医院。入院检查：神清、心肺（—），腹软，剑突下及脐周轻压痛。实验室检查：Hb 117g/L，WBC 5.8×10^9/L，N%：53%，LY%：41%，EO%：4%，MO%：2%，PLT：208×10^9/L。胃肠电图提示：慢性胃炎。纤维内窥镜：食管、胃、十二指肠未见异常。脑电图：过度换气时见左额区有中一高幅尖慢波，双枕区见高波幅的 8θ 波，并有少量类尖波阵发出现，提示中度异常脑电图。诊断为腹型癫痫。经对症治疗 17 天，症状缓解出院。出院后间断性腹痛，恶心，呕吐，食欲减退。1994 年 12 月渐感双下肢痿软无力，行走易跌倒，进食后呃逆。经某医院会诊：神经系统检查未见异常，心肌酶学 LDH：111U，GOT：26U，GPT：10U，CK：81U，α-HBD：145U。微量元素：Cu：9.35μg/g，Fe：12.81μg/g，Ca：900.0μg/g，Mg：125μg/g，Mn：0.95μg/g。脑电图有明显好转，仍提示轻～中度异常脑电图。1995 年 2 月 21 日午后突感双下肢麻木，完全不能自主活动，2 月 22 日晨，由其母背至门诊求治。查：双下肢肌力 0 级，肌张力稍减弱，触温觉、痛觉基本正常，被动活动无抵抗，膝腱、跟腱反射、病理反射未引出。脉细，舌淡红，苔薄白。辨证：脾胃虚弱，筋脉失养。诊断：癔症性瘫痪；痿躄。治疗经过：先取右平顶穴，过梁针透刺法，进针后行一度"凤凰理羽"手法，患儿可自行抬腿 50°，再取左平顶穴单针透刺，嘱患儿带针站立，取针后患儿可慢步行走。针灸调治 12 次后，患儿双下肢活动自如，饮食基本恢复正常。随访 1 年，患儿无恙，已复学。

📖 **医案解读** ···

　　癔症性瘫痪是指在癔症性躯体障碍症状中出现的以各种瘫痪为主症的一种疾患；属精神疾病中神经症的范畴。癔症性躯体障碍的主要临床表现有：①与神经分布明显不符的感觉脱失；②对光反射灵活的失明、管状视野或单眼复视；③与耳科检查结果有矛盾现象的耳聋；④声音正常情况下的失音或嘶哑；⑤与神经检查相矛盾的肢体瘫痪，不能站立和行走；⑥各种不自主运动或痉挛发作；⑦其他有理由推断具有癔症性质的躯体功能障碍等。癔症性瘫痪大多具有明显的情感色彩，临床症状常可因暗示加重或减轻；但癔症性瘫痪如治疗和处理不当，病程可迁延数年乃至 10 年以上，给患者和家庭带来沉重负担。管氏过梁针对诊断正确，施治准确恰当的患者，确能收到立竿见影之效。

　　验案 2

　　乔某，男，38 岁，干部。1962 年 8 月 9 日初诊。

　　右上肢瘫痪 2 个月余。患者于 1962 年 6 月 8 日出差途中，因车祸，所乘吉普车翻于路边田中，致使外伤性右肩关节前脱位并多处软组织挫伤，被送往昆明某医院，经对症处理及右肩关节局麻下手法复位，经 X 线摄片检查，证实肱骨复位后，右上臂置于内收、内旋、肘关节屈曲 90°位，用三角巾固定患肢于胸前。3 天后，自觉右上肢麻木，右肘关节不能屈伸活动，1 周后，右上肢运动功能丧失。经服药、理疗、针灸等治疗 1 个月余，无效。查：右上肢肌张力减弱，肌力 0 级，右三角肌、肱二头肌轻度肌萎缩，肱二头肌反射、肱三头肌反射、桡骨膜反射正常，未

引出病理反射。右肩关节 X 线摄片，肩关节骨结构未见异常。诊断：①癔症性右上肢瘫痪；②右肩关节前脱位后遗症。治疗经过首次取臂宁穴，针感传至手指：出针后手臂可自主屈伸；再针曲委阳，行"凤凰展翅"手法。针后右臂可前后活动 45°，外展上举约 40°。8 月 11 日二诊，取穴天灵、尺桡，"凤凰展翅"手法，留针 15 分钟。针后活动功能明显改善，右手臂可上举平肩。8 月 12 日，患者家属请按摩师在颈项肩臂按摩 1 小时后，右上肢自主运动功能完全丧失。8 月 16 日~24 日，过梁针治疗 3 次，收效不显。患者多方寻医求治，症状仍无改善。在患者及家属恳求下，先行心理治疗，于 1962 年 9 月 12 日，施行大椎穴深刺法，针体与皮肤呈 35°角向上斜刺，当缓慢进针约 4 寸时，患者突然尖叫一声，躯体突然颤抖抽动一下，立即退针寸许，患者面色发白，微汗无力，令患者举臂，右臂可慢慢上举触头。取针后休息 30 分钟，患者右上臂活动自如，仅感身倦乏力。次日右上肢功能完全恢复正常。随访 6 个月，身体健康无恙。

医案解读

1. 管氏过梁针对诊断正确，施治准确恰当的癔症性瘫痪患者，确能收到立竿见影之效。

2. 管氏过梁针的刺法特点　深、透、动、应。"深"：过梁针选用的奇穴和经穴，较常规刺法进针深。"透"：过梁针四肢部奇穴，要求透刺到对侧皮下。在获得针感后，再根据病情需要，采用补泻手法或电针。"动"：过梁针在进针或行针时，患者肢体常出现不自主抽动或颤抖；在留针或行针时，要求患者运动肢体，有助于获得及时效应和提高临床疗效。"应"：过梁针需出现针刺感应，方易获效。如深刺大椎穴时，患者出现突然尖叫一声，伴有全身或部分肢体的骤然抽动等针刺感应，有些疾病有可能霍然而愈。由于过梁针针刺深、感应强，临床应用时，必须要熟悉经穴解剖，针刺手法熟练，刺激强度适度，辨证施治正确，才能确保安全，发挥出过梁针的治疗效应。

💬 **诊后絮语** ......

1. 癔症性瘫痪准确的诊断是正确施治的前提。笔者参照《中国精神疾病分类方案与诊断标准》第 2 版，结合临床体会，拟定诊断依据如下：①瘫痪不伴有相应的神经系统病理体征，无上运动神经元和下运动神经元受损害的表现；②瘫痪肢体的肌力在不同姿势、体位下呈现不一致性；③感觉障碍多样、易变，感觉减退或消失的区域不符合神经解剖分布原则；④症状的产生、变化与精神因素有密切的联系；⑤具有癔症样性格或病前有癔症发作史；⑥伴有癔症的其他症状，或躯体不自主运动或痉挛发作；⑦具有排除器质性病变所致肢体瘫痪的充分依据。以上第一条加其他任何三条即可确诊。

2. 管氏过梁针具有"深、透、动、应"的刺法特点，针刺深度和手法操作有特殊要求，某些特定奇穴在针刺时存在一定的危险性。建议临床经验不足的医师慎用或不用，以策安全。

（二）过梁针治疗急性脊髓炎恢复期医案 2 例

验案 1

王某，女，6 岁，2001 年 8 月 20 日入院。

患儿 10 天前曾患"感冒"发热,经本厂职工医院对症治疗后热退。约 10 天后双下肢疼痛,服药治疗无效,出现双下肢不能活动并小便潴留。急转昆明某医院诊治,查脑脊液:压力 160mmHg,蛋白 600mg/L,糖 50g/L,氯化物 125g/L。MRI 检查显示:T_4 ~ T_7 椎体上缘水平脊髓内异常信号,矢状位 T2WI 脊髓内显示有突出的长 T2 信号。诊断为急性脊髓炎。经用糖皮质激素为主治疗 15 天后,病情稳定。出院后转入我科治疗。入院检查:患儿神清,双下肢体瘫痪,肌力 0 级,肌张力低下,腱反射消失,病理反射阴性,T_7 平面以下所有感觉消失,尿失禁。舌质红,苔薄白,脉沉细。

辨证:肺热叶焦,气阴两虚,督脉受损,经筋失养。病位:手太阴,督脉,足太阴,足少阴,足厥阴经。

诊断:中医:痿证;西医:急性脊髓炎恢复期。

治疗经过:采用管氏过梁针,脊椎九宫穴,配取气海、关元、中极、足三里、三阴交、太冲。过梁针主穴电针。治疗 1 个疗程后,大小便恢复正常,左下肢肌力 I 级,右下肢肌力 II 级;治疗 3 个疗程后,左下肢肌力 III 级,右下肢肌力 IV 级;能在搀扶下行走;4 个月后,患儿双下肢肌力 V 级,活动功能完全恢复。1 年后随访,患儿坐、立时腰及身体轻度左偏,不爱活动。2 年后随访,患儿学习优秀,喜爱唱歌跳舞,活动正常。

验案 2

唐某,男,35 岁,农技师。2002 年 10 月 16 日入院。

患者 20 余日前晨起到田间工作,感四肢麻木乏力,两下肢沉重，即回家卧床休息，下午症状加重，伴食欲下降，吞咽不利，小便困难。急送昆明某医院急诊。入院后 MRI 检查：$C_3 \sim C_6$ 水平脊髓炎。经用抗感染、皮质类固醇激素、营养神经等治疗 18 天，病情稳定。出院转入我科治疗。入院检查：意识清楚，问答正确，体查合作，心肺听诊未见异常，腹软，肝脾未触及，下腹部膀胱区膨隆，叩诊呈实音，双下肢不肿，颅神经检查正常，双上肢肌力正常，右下肢肌力Ⅰ级，左下肢肌力0级，双膝腱放射消失，双侧 $T_4 \sim T_8$ 支配区痛觉减退，T_8 以下痛觉消失。舌红，苔黄腻，脉濡数。

辨证：湿热浸淫，经筋失养。病位：督脉，足太阴，足少阴，足厥阴经。

诊断：中医：痿躄；西医：急性脊髓炎恢复期。

治疗经过：采用管氏过梁针，脊椎九宫穴，配取气海、关元、中极、足三里、三阴交、太冲。过梁针主穴电针。夹脊穴小剂量穴位注射：维生素 B_{12} 一支（500μg）加复方当归注射液一支（2ml）混合后，$T_8 \sim L_5$ 夹脊穴穴位注射，顺序依次取穴，每次 3 ~ 4 穴。治疗 1 个疗程后，大小便恢复正常，左下肢肌力Ⅱ级，右下肢肌力Ⅲ级；治疗 3 个疗程后，双下肢肌力Ⅴ级，活动功能基本恢复，行走基本正常。随访 1 年，患者常感项背板滞不适，行走活动基本恢复正常。

医案解读

急性脊髓炎是指非特异性急性横贯性脊髓炎症。由病毒感染、其他感染、疫苗接种后、机体自身免疫反应等引起。临床表现为病变脊髓平面以下的肢体瘫痪、感觉缺失和自主神经功能障碍。根据本病的临床症状，可归属中医"痿证""痿躄""拘挛""癃闭"等证范畴。本病基本病机是本虚标实，本为肝肾亏虚；标为湿热邪毒。病位主要在督脉、足太阴、足厥阴、足少阴经脉。管氏过梁针具有深、透、动、应的特点，对弛缓性瘫痪及恢复感觉、运动功能，疗效显著。脊椎九宫穴，取穴虽与督脉和华佗夹脊位置相近似，但进针角度、针刺手法及治疗效应，则又迥然不同，脊椎九宫穴对督脉和脊椎病变，有显著疗效。加以辨证配穴；和夹脊穴复方当归注射液、维生素 B_{12} 穴位注射，有利于恢复感觉的缺失和调整膀胱、直肠的功能障碍。

💬 诊后絮语

　　急性脊髓炎是一种病因不甚明了的疾病，可能和病毒感染、免疫接种、胶原系统疾病等因素有关。按本病的主要症状，可归属中医"痿证""痿躄"范畴。笔者采用管氏过梁针治疗病患者 19 例中，3 例患者是由于正气不足，感受湿热毒邪，高热不退，或病后余邪未尽，低热不解，肺受热灼，津液耗伤，筋脉失于濡润，导致双下肢痿弱不用，而成痿证。此即《素问·痿论》所说："肺热叶焦，则皮毛虚弱急薄著，则生痿躄也"。12 例患者属湿热浸淫，病因为久处湿地，或冒雨露，感受外来湿邪，湿留不去，郁久化热；或饮食不节，过食肥甘，或嗜酒，或多食辛辣，损伤脾胃，湿从内生，蕴湿积热，以致湿浸淫筋脉，影响气血运行，使筋脉肌肉弛纵不收，因而成痿。正如《素问·痿论》说："有渐于湿，以水为事，若有所留，居处相湿，肌肉濡渍，痹而不仁，发为肉痿"。其余4例患者，属病程较长，病久体弱，正气亏损，肝肾亏虚，脾胃虚弱。肾精肝血亏损，则筋脉失其营养；脾胃运化失司，津液气血资生无源，肌肉筋脉失养，则使痿证加重。一般肺热伤津或湿热浸淫所致的痿躄，早期呈弛缓性瘫痪，针灸疗效较佳；脾胃虚弱，肝肾亏虚，瘀阻脉络的病久患者，多见双下肢痉挛性瘫痪，或肢体拘挛伴肌肉萎缩，针灸疗效较差。故本病在病情稳定后，要尽早采用针灸治疗。

❖ 第五节 子午流注

一、子午流注的涵义与源流

子午是指时间而言，子是地支的第一数，午是地支的第七数。子午是我国古代人们用来纪述年、月、日、时的符号。子午也代表阴阳对立的两个名词，徐凤在《针灸大全》中说："子时一刻，乃一阳之生；至午时一刻，乃一阴之生，故以子午分之而得乎中也"。子为阳之始，午为阴之始，子午含有阳极生阴，阴极生阳的意义。概言之，子午有两个含义：①代表时间；②代表阴阳的起点和分界线。

流注的涵义：流指水流，注指转输。《针灸大全》曰："流者往也，注者住也"。流注的涵义是将人体的气血运行比做江河

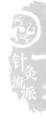

水流，以井、荥、输、经、合比喻脉气的由小到大的运行汇合过程。《灵枢·九针十二原》说："所出为井，所溜为荥，所注为输，所行为经，所入为合"。简言之，流注包含了气血运行的过程。

子午流注是我国古代医学理论中的一种学说，它基于"天人合一"的整体观点，认为人身气血是按一定的循行次序，有规律地如潮涨落，出现周期性的变化。依据子午流注理论，遵循经络气血盛衰与穴位开阖的规律，配合阴阳五行、天干、地支按时开穴的治疗方法，称为子午流注针法。

子午流注针法是一种注重时机条件，运用特定的五输穴开穴治疗的古典针法。它是我国古代医家在《内经》中"人与天地相应"的整体恒动观点及阴阳五行学说基础上，结合天文、地理、律历、物候学说等知识，探求人体经脉气血循行周期的规律，并选择十二经脉的五输穴，通过推理引申，从实践中逐渐完善和发展起来的独特针法。

子午流注源远流长，历史悠久，据现存文献考证，其理论源于《内经》。《灵枢·卫气行》载："岁有十二月，日有十二辰，子午为经，卯酉为纬"，《素问·藏气法时论》曰："合人形以法四时五行而治"。《灵枢·九针十二原》说："五脏五俞，五五二十五俞；六腑六俞，六六三十六俞。经脉十二，络脉十五，凡二十七气以上下。所出为井，所溜为荥，所注为输，所行为经，所入为合。二十七气所行，皆在五俞也"。检视《内经》全书，其中《灵枢·本输》《灵枢·官针》《灵枢·邪客》及

《素问·阴阳应象大论》《素问·八正神明论》等，对人体经脉气血循行流注的周期性规律和五输穴的涵义、作用皆有详尽的记载。《内经》中总结的这些成就，其后《难经》《针灸甲乙经》均有发挥，从而为子午流注针法的形成和发展奠定了深厚的理论基础。

　　关于子午流注针法的创始年代问题，说法不一。有说为战国时期扁鹊所传，至东汉已有流行。可惜当时流传下来的文献很少，目前尚无确切考证。现存专论子午流注针法的文献，首推金代何若愚著的《子午流注针法》为最早。据考证，何若愚，字公务，长于针灸，务法上古，首用子午流注针法。何若愚当是子午流注针法较早的倡导人之一，与何若愚同时代阎明广著有《流注经络井荥图歌诀》(1153年)。窦汉卿（1186—1280年）著有《针经指南》。元代王国瑞著有《扁鹊神应针灸玉龙经》(1329年)，都对子午流注针法作过详细论述，可见子午流注针法在金元时期已很盛行。循此继进子午流注针法代代相传，发展至明代，更是盛极一时，除专门著作增多外，在明代的一些主要著作中，如朱橚著的《普济方》，高武著的《针灸聚英》，杨继洲著的《针灸大成》，汪机著的《针灸问对》等，也都列有专章，分别对子午流注针法作了系统的记载。特别是明代徐凤撰的《论子午流注之法》（公元1439年），对"还原化本之理，气并所纳之穴"进一步作了理论阐述。同时，简明扼要地"将流注按时定穴，编成歌括一十首"，这便是著名的"徐氏子午流注逐日按时定穴歌"（后者简称"徐氏定穴歌"）。"徐氏定穴歌"使后之学者易为

记诵，临用之时，不待思忖，拈之耶来。直到如今，仍为初学者入门之阶梯，足见徐凤的著作对后世子午流注针法的流传具有深远的影响。

近代主要的子午流注著作有管正斋 1943 年由上海大中华书局出版的《杏轩针灸经》中的子午流注环周图，1956 年承淡安的《子午流注针法》，1957 年吴棹仙的《子午流注说难》等。近年来，随着电子计算机技术在针灸学科的推广运用，为研究和使用子午流注新辟蹊径，如以刘冠军编著的《子午流注易通》一书为依据，编制了《子午流注取穴新法计算机程序》，使临证取穴更为快捷准确。

二、子午流注表解法

子午流注是我国古代医学理论中的一种学说，它基于"天人合一"的整体观点，认为人身气血是按一定的循行次序，有规律地如潮涨落，出现周期性的盛衰变化。依据子午流注理论，遵循经络气血盛衰与穴位的开阖的规律，配合阴阳、五行、天干、地支等按时开穴的治疗方法，称为子午流注针法。

掌握子午流注针法，需了解"子午流注针法内容的组成十法""纳甲法开穴五规律"等基本理论。子午流注的开穴法，现临床运用的已有 10 余种，但大都需要计算或借助取穴工具，临证运用，尚感不便。本节简介子午流注表解法，查阅简捷，不需计算，可供初学同道参考。

（一）年干支表解

我国第一个甲子年，起始于黄帝轩辕氏时代，按公元计算，是公元前2697年。公元1年是辛酉年。逐年年干支，按照六十环周法，依序推排。现将2000年于2019年干支表解如下（表4-5-1）

表 4-5-1　2000—2019年逐年干支表

年份	干支	年份	干支	年份	干支	年份	干支
2000	庚辰	2005	乙酉	2010	庚寅	2015	乙未
2001	辛巳	2006	丙戌	2011	辛卯	2016	丙申
2002	壬午	2007	丁亥	2012	壬辰	2017	丁酉
2003	癸未	2008	戊子	2013	癸巳	2018	戊戌
2004	甲申	2009	己丑	2014	甲午	2019	己亥

（二）月干支表解

一年十二个月，以农历计算，月干支中的地支是固定不变的，每年的十一月，都是"子"，五月都是"午"，一月都是"寅"。所以排算月干支，实际只需推算月天干。只要知道当年的天干，按照"五虎建元歌"即可推出：

甲己元年丙作首，乙庚之岁戊为头，

丙辛之岁庚寅上，丁壬壬寅顺行流，

若言戊癸何方起，甲寅之上去寻求。

现将2010—2019年各月月干支表解如下，以便查阅（表4-5-2）。

表 4-5-2 2010—2019 年逐月干支表

年份	逐 月 干 支											
	一月	二月	三月	四月	五月	六月	七月	八月	九月	十月	十一月	十二月
2010（庚寅）	戊寅	己卯	庚辰	辛巳	壬午	癸未	甲申	乙酉	丙戌	丁亥	戊子	己丑
2011（辛卯）	庚寅	辛卯	壬辰	癸巳	甲午	乙未	丙申	丁酉	戊戌	己亥	庚子	辛丑
2012（壬辰）	壬寅	癸卯	甲辰	乙巳	丙午	丁未	戊申	己酉	庚戌	辛亥	壬子	癸丑
2013（癸巳）	甲寅	乙卯	丙辰	丁巳	戊午	己未	庚申	辛酉	壬戌	癸亥	甲子	乙丑
2014（甲午）	丙寅	丁卯	戊辰	己巳	庚午	辛未	壬申	癸酉	甲戌	乙亥	丙子	丁丑
2015（乙未）	戊寅	己卯	庚辰	辛巳	壬午	癸未	甲申	乙酉	丙戌	丁亥	戊子	己丑
2016（丙申）	庚寅	辛卯	壬辰	癸巳	甲午	乙未	丙申	丁酉	戊戌	己亥	庚子	辛丑
2017（丁酉）	壬寅	癸卯	甲辰	乙巳	丙午	丁未	戊申	己酉	庚戌	辛亥	壬子	癸丑
2018（戊戌）	甲寅	乙卯	丙辰	丁巳	戊午	己未	庚申	辛酉	壬戌	癸亥	甲子	乙丑
2019（己亥）	丙寅	丁卯	戊辰	己巳	庚午	辛未	壬申	癸酉	甲戌	乙亥	丙子	丁丑

（三）日天干表解

子午流注针法，必须求出日天干，方可"按日起时"开穴。天干有 10，始于甲而终于癸，周而复始循环，故阳历每月的 1、11、21、31、天干相同；同理，凡 2、12、22、各日的天干亦均同，余日类推。现按《管氏干支方程式》，计算出 2016 和 2017 年的逐月日干支，临证时只要知道阳历当年的月、日，即可在表 4-5-3 和表 4-5-4 中查对出当天的日天干。

表4-5-3　2016年　逐月日干支表

日期 月份	1 11 21 31	2 12 22	3 13 23	4 14 24	5 15 25	6 16 26	7 17 27	8 18 28	9 19 29	10 20 30
一月	壬(午辰寅子)	癸(未巳卯)	甲(申午辰)	乙(酉未巳)	丙(戌申午)	丁(亥酉未)	戊(子戌申)	己(丑亥酉)	庚(寅子戌)	辛(卯丑亥)
二月	癸(丑亥酉)	甲(寅子戌)	乙(卯丑亥)	丙(辰寅子)	丁(巳卯丑)	戊(午辰寅)	己(未巳卯)	庚(申午辰)	辛(酉未巳)	壬(戌申午)
三月	壬(午辰寅子)	癸(未巳卯)	甲(申午辰)	乙(酉未巳)	丙(戌申午)	丁(亥酉未)	戊(子戌申)	己(丑亥酉)	庚(寅子戌)	辛(卯丑亥)
四月	癸(丑亥酉)	甲(寅子戌)	乙(卯丑亥)	丙(辰寅子)	丁(巳卯丑)	戊(午辰寅)	己(未巳卯)	庚(申午辰)	辛(酉未巳)	壬(戌申午)
五月	癸(未巳卯)	甲(申午辰)	乙(酉未巳)	丙(戌申午)	丁(亥酉未)	戊(子戌申)	己(丑亥酉)	庚(寅子戌)	辛(卯丑亥)	壬(辰寅子)
六月	甲(寅子戌)	乙(卯丑亥)	丙(辰寅子)	丁(巳卯丑)	戊(午辰寅)	己(未巳卯)	庚(申午辰)	辛(酉未巳)	壬(戌申午)	癸(亥酉未)
七月	甲(申午辰寅)	乙(酉未巳)	丙(戌申午)	丁(亥酉未)	戊(子戌申)	己(丑亥酉)	庚(寅子戌)	辛(卯丑亥)	壬(辰寅子)	癸(巳卯丑)
八月	乙(卯丑亥酉)	丙(辰寅子)	丁(巳卯丑)	戊(午辰寅)	己(未巳卯)	庚(申午辰)	辛(酉未巳)	壬(戌申午)	癸(亥酉未)	甲(子戌申)
九月	丙(戌申午)	丁(亥酉未)	戊(子戌申)	己(丑亥酉)	庚(寅子戌)	辛(卯丑亥)	壬(辰寅子)	癸(巳卯丑)	甲(午辰寅)	乙(未巳卯)
十月	丙(辰寅子戌)	丁(巳卯丑)	戊(午辰寅)	己(未巳卯)	庚(申午辰)	辛(酉未巳)	壬(戌申午)	癸(亥酉未)	甲(子戌申)	乙(丑亥酉)
十一月	丁(亥酉未)	戊(子戌申)	己(丑亥酉)	庚(寅子戌)	辛(卯丑亥)	壬(辰寅子)	癸(巳卯丑)	甲(午辰寅)	乙(未巳卯)	丙(申午辰)
十二月	丁(巳卯丑亥)	戊(午辰寅)	己(未巳卯)	庚(申午辰)	辛(酉未巳)	壬(戌申午)	癸(亥酉未)	甲(子戌申)	乙(丑亥酉)	丙(寅子戌)

表4-5-4　2017年　逐月日干支表

日期／月份	1　11　21　31	2　12　22	3　13　23	4　14　24	5　15　25	6　16　26	7　17　27	8　18　28	9　19　29	10　20　30
一月	戊（子戌申午）	己（丑亥酉）	庚（寅子戌）	辛（卯丑亥）	壬（辰寅子）	癸（巳卯丑）	甲（午辰寅）	乙（未巳卯）	丙（申午辰）	丁（酉未巳）
二月	己（未巳卯）	庚（申午辰）	辛（酉未巳）	壬（戌申午）	癸（亥酉未）	甲（子戌申）	乙（丑亥酉）	丙（寅子戌）	丁（卯丑亥）	戊（辰寅子）
三月	丁（亥酉未巳）	戊（子戌申）	己（丑亥酉）	庚（寅子戌）	辛（卯丑亥）	壬（辰寅子）	癸（巳卯丑）	甲（午辰寅）	乙（未巳卯）	丙（申午辰）
四月	戊（午辰寅）	己（未巳卯）	庚（申午辰）	辛（酉未巳）	壬（戌申午）	癸（亥酉未）	甲（子戌申）	乙（丑亥酉）	丙（寅子戌）	丁（卯丑亥）
五月	戊（子戌申午）	己（丑亥酉）	庚（寅子戌）	辛（卯丑亥）	壬（辰寅子）	癸（巳卯丑）	甲（午辰寅）	乙（未巳卯）	丙（申午辰）	丁（酉未巳）
六月	己（未巳卯）	庚（申午辰）	辛（酉未巳）	壬（戌申午）	癸（亥酉未）	甲（子戌申）	乙（丑亥酉）	丙（寅子戌）	丁（卯丑亥）	戊（辰寅子）
七月	己（丑亥酉未）	庚（寅子戌）	辛（卯丑亥）	壬（辰寅子）	癸（巳卯丑）	甲（午辰寅）	乙（未巳卯）	丙（申午辰）	丁（酉未巳）	戊（戌申午）
八月	庚（申午辰寅）	辛（酉未巳）	壬（戌申午）	癸（亥酉未）	甲（子戌申）	乙（丑亥酉）	丙（寅子戌）	丁（卯丑亥）	戊（辰寅子）	己（巳卯丑）
九月	辛（卯丑亥）	壬（辰寅子）	癸（巳卯丑）	甲（午辰寅）	乙（未巳卯）	丙（申午辰）	丁（酉未巳）	戊（戌申午）	己（亥酉未）	庚（子戌申）
十月	辛（酉未巳卯）	壬（戌申午）	癸（亥酉未）	甲（子戌申）	乙（丑亥酉）	丙（寅子戌）	丁（卯丑亥）	戊（辰寅子）	己（巳卯丑）	庚（午辰寅）
十一月	壬（戌申午辰）	癸（亥酉未）	甲（子戌申）	乙（丑亥酉）	丙（寅子戌）	丁（卯丑亥）	戊（辰寅子）	己（巳卯丑）	庚（午辰寅）	辛（未巳卯）
十二月	壬（辰寅子戌）	癸（巳卯丑）	甲（午辰寅）	乙（未巳卯）	丙（申午辰）	丁（酉未巳）	戊（戌申午）	己（亥酉未）	庚（子戌申）	辛（丑亥酉）

（四）时干支表解

时辰干支是根据"五虎建元法"，日上起时来推算的。一天二十四小时，分为十二个时辰，五日计六十个时辰，正合六十甲子之数，所以逐日时辰的干支，每隔五天，正好轮转一周。试以甲日子时开始，五天六十个时辰，到戊日的癸亥时，己日的子时又从甲子开始，其他各日时辰的干支亦各固定。为此，只要记住每天所属的天干，记住日上起时歌，便可推算当天各时的干支。日上起时歌有两种，一种是从子时起推排，称为"五子建元法"。一种是从寅时起推算，因寅在十二属为虎，故名为"五虎建元法"。

《五虎建元日时歌》

甲己之日起丙寅，乙庚之辰戊寅头，丙辛便从庚寅起，

丁壬壬寅顺行求，戊癸甲寅定时候，六十首法助医流。

按"五虎建元"日上起时推算的方法，排列出"时干支查对表"如下（表4-5-5）：

表4-5-5　时干支查对表

日干支	时　干　支											
	23~1点	1~3点	3~5点	5~7点	7~9点	9~11点	11~13点	13~15点	15~17点	17~19点	19~21点	21~23点
甲己	甲子	乙丑	丙寅	丁卯	戊辰	己巳	庚午	辛未	壬申	癸酉	甲戌	乙亥
乙庚	丙子	丁丑	戊寅	己卯	庚辰	辛巳	壬午	癸未	甲申	乙酉	丙戌	丁亥
丙辛	戊子	己丑	庚寅	辛卯	壬辰	癸巳	甲午	乙未	丙申	丁酉	戊戌	己亥
丁壬	庚子	辛丑	壬寅	癸卯	甲辰	乙巳	丙午	丁未	戊申	己酉	庚戌	辛亥
戊癸	壬子	癸丑	甲寅	乙卯	丙辰	丁巳	戊午	己未	庚申	辛酉	壬戌	癸亥

（五）逐日按时开穴表解

子午流注的针法特点是"按日起时，循经寻穴，时上有穴，穴上有时"。

临床运用时，首先查出当天日天干，在辨证的前提下，结合人体经络气血的循行和井、荥、输、经、合的五行相生规律，开穴施治。现根据管正斋老医师绘制的《子午流注环周图》，并采纳了金代阎明广"流注经络井荥图"中的某些开穴特点，将"逐日对时开穴和互用配穴"表解如下（表4-5-6）：

（六）子午流注开穴方法举例

例1.2016年12月1日上午8时，胆囊炎患者就诊，应如何开穴？

解：查表4-5-3，知2016年12月1日天干是丁；查表4-5-6，上午8点辰时当开阳陵泉。

例2.辨证为"寒滞肝脉"的患者，2017年1月就诊，应在何时何日开穴治疗？

解：先查表4-5-6，辛日未时当开太冲、太渊，丙日未时可开互用穴太冲；查表4-5-4，得知应在1月4日、9日、14日、19日、24日、29日、下午1～3点未时开穴治疗。

表 4-5-6　子午流注逐日对时开穴和互用取穴表

时	甲 主穴	甲 互用穴	乙 主穴	乙 互用穴	丙 主穴	丙 互用穴	丁 主穴	丁 互用穴	戊 主穴	戊 互用穴	己 主穴	己 互用穴	庚 主穴	庚 互用穴	辛 主穴	辛 互用穴	壬 主穴	壬 互用穴	癸 主穴	癸 互用穴
子		阳辅	前谷			三里	三间 腕骨			关冲	阳辅			前谷	三里			三间	关冲	
丑	行间		陷谷 丘墟	少海	太白 太冲		昆仑	曲泽	复溜			行间	少海	陷谷		太白	曲泽	昆仑	中冲	复溜
寅	神门 大陵	小海		间使	经渠	天井	[二间] 子穴	至阴	[曲泉] 母穴	[尺泽] 液门	小海	神门 大陵	间使		天井	经渠	至阴	昆仑	[尺泽] 液门	[曲泉] 母穴
卯	商丘	支沟	阳溪	商阳	[厉兑] 子穴	少商	阳陵泉	[二间] 子穴	曲泉	劳宫	支沟	商丘	商阳	阳溪	然谷	阴谷	[二间] 子穴	[大渊] 母穴	劳宫	曲泉
辰	支沟	隐白	委中	[解溪] 母穴	阴谷	[曲池] 母穴	[商丘] 子穴	侠溪	[曲池] 母穴	[厉兑] 中渚、阳池	隐白	支沟	通谷	委中	[神门] 子穴	阴谷	侠溪	阳陵泉	[厉兑] 中渚、阳池	[曲池] 母穴
巳	隐白	[大都] 母穴	[商丘] 子穴	通谷	[神门] 子穴	[大都] 母穴	中渚	[商丘] 子穴	大陵	大陵	[大都] 母穴	隐白	隐白	[商丘] 子穴	太冲 大渊	[神门] 子穴	[商丘] 子穴	[解溪] 母穴	大陵	大陵
午	[神门] 子穴	劳宫	鱼际	[大都] 母穴	劳宫	太冲	少冲	后溪 京骨	厉兑	支沟	[神门] 子穴	[神门] 子穴	[商丘] 子穴	[神门] 子穴	太冲 大渊	劳宫	后溪 京骨	中渚	支沟	厉兑
未	尺泽	鱼际	[小海] 子穴	[少冲] 母穴	大冲	少冲			[小海] 子穴	[小海] 子穴	鱼际	尺泽	[小海] 子穴	[小海] 子穴	劳宫	大冲	少冲	少冲	[小海] 子穴	[少冲] 子穴

续表

日/穴/时	甲		乙		丙		丁		戊		己		庚		辛		壬		癸	
	主穴	互用穴	主穴	互用穴	主穴	互用穴	主穴	互用穴	主穴	互用穴	主穴	互用穴	主穴	互用穴	主穴	互用穴	主穴	互用穴	主穴	互用穴
申		[束骨]子穴	液门	临泣	少泽			解溪	二间		临泣合谷	[后溪]母穴		液门		少泽	解溪		天井	二间
酉	中冲	太溪	大敦			灵道	大都		[涌泉]子穴	[至阴]母穴	大溪太白	中冲		大敦	灵道			大都	[涌泉]曲泽	[至阴]母穴
戌	窍阴			阳谷	内庭			曲池	荥骨冲阳		阳谷	窍阴	阳谷			内庭	曲池		涌泉	
亥	少府			中封		阴陵泉	太渊神门		涌泉		中封		少府		阴陵泉			太渊	涌泉	
附注	甲日甲子时至乙亥时		乙日丙子时至丁亥时		丙日戊子时至己亥时		丁日庚子时至辛亥时		戊日壬子时至癸亥时		己日甲子时至乙亥时		庚日丙子时至丁亥时		辛日戊子时至己亥时		壬日庚子时至辛亥时		癸日壬子时至癸亥时	

说明①表内主穴为本日所开穴，互用穴为合日所开穴，原属己日甲子时所开之穴。如甲日甲子时之阴辅穴，又如己日乙丑时之行间穴，原属甲日乙丑时所开之穴。因甲己相合，故两日同一时辰所开之穴，可以互用，戊癸各日，亦皆可仿此类推。②各阴经之原穴，系在当日主经返本还原时所开之穴。如甲日乙丑时当日，其余乙庚、丙辛、丁壬、戊癸各日；各阴经之返本还原穴亦不同用；仅适用于当日，故不互用。③表内有括弧之穴名，系按子午流注纳甲法所开之穴。因当日末值纳甲法流注开穴时间，故取母子穴填充互用。④金代阎明广的"流注经络井荥图"，是子午流注纳甲法早期的开穴方法之一（约成文于丙戌元年，1153年）。在阎氏开穴法中，癸日的癸丑至辛酉等9个时辰为开穴，不存在缺口，"如环无端"以及十二经脉气血流注和子午流注理论，较能反映出气血"如环无端"，有一定实用价值，故亦纳入表中。

三、子午流注环周图

1961 年 6 月云南中医学院根据管正斋老中医的《杏轩针灸经》（上海大中华书局，1943）中的子午流注环周图，经管老修订后，再次出版。现根据《管氏子午流注环周图》诠释如下：

（一）子午流注环周图的组成

十二经井、荥、输、原、经、合，六十六穴在一旬，逐日流注，按时开穴，周而复始，如环无端，故名子午流注环周图。本图由五环所组成。现按图例说明如下：

1. 第一环

十干主日：第一环用天干十字，分析地之五运，分五阴五阳，五阴合于五脏，五阳合于五腑。甲日阳木合胆腑，乙日阴木合肝脏，丙日阳火合小肠，丁日阴火合心脏，戊日阳土合胃腑，己日阴土合脾脏，庚日阳金合大肠，辛日阴金合肺脏，壬日阳水合膀胱，癸日阴水合肾脏。尚余心包络与三焦孤府，按《针灸大全》《针灸聚英》《针灸大成》等书均云："三焦亦向壬中寄，包络同归入癸方"。管老认为，三焦与包络为表里，皆属相火，虽三焦为决渎，犹可言壬，而包络附心主之，安得云癸？他赞成张景岳之说："三焦阳腑须归丙，包络从阴丁火旁"。对包络、三焦的归属，本图干注采张氏之说，但流注仍从徐氏。

2. 第二环

干支定时：第二环细分一日十二时，起于子，终于亥，上冠以天干十字。十日共一百二十时，地支用十次，天干用十二次。

甲己之日，同起甲子；乙庚之日，同起丙子；丙辛之日，同起戊子；丁壬之日，同起庚子；戊癸之日，同起壬子。从甲日的甲子时开始经过一旬一百二十个时辰，再回到甲子，如此循环反复，周而复始。

3. 第三环

输穴流注：本环是依据徐文伯氏《子午流注逐日按时定穴歌》的内容排列的。图中有"△"者，为当日始开井穴之主经，以后流注各穴，包括返本还原与母子相生（三焦穴生当日主经，穴之五行生经之五行，为母穴。当日主经生包络穴，经之五行生穴之五行，为子穴），不论承接时间为当日或次日，均与该主经相联系。如甲日戌时，开胆井窍阴，在甲日戌时前的酉未巳卯丑五阴时，所列的中冲、尺泽、商丘、神门、行间各脏阴穴，皆由前癸阴日，依木火土金水相生的次序转注而来。甲日重见甲在戌时，仅开窍阴一穴。甲为阳日，开阳时，亥为阴时，故不开穴，转注到乙日丙子阳时，开小肠荥穴前谷，盖甲胆属木，丙小肠属火，胆开第一穴而转溜于小肠之第二穴，木生火。阳井窍阴属金，阳荥前谷属水，又金水相生之义。再注到乙日戊寅时，则开胃之俞穴陷谷。小肠属火，胃属土，火生土；并过丘墟一穴。因六腑六俞，各多一原穴，超出五行相生外，故并过于俞穴，反求其本，与窍阴一脉相承，并过于此，列于下位。乙日庚辰时，注大肠阳溪穴。壬午时，注膀胱委中穴。言其腑，则大肠属金，膀胱属水，金水相生；言其穴，则阳经火，阳俞土，火土生。末甲申时，复列三焦荥穴液门，盖三焦孤腑，六俞无所寄，故分列于各腑开穴之最末，取其荥穴，是因为阳荥为水穴，胆为木腑，水能生木之义。甲日始戌时，终于乙日申时，凡十一时，六腑各开一穴。胆居主位，多过一原穴，凡七穴。此甲日流注细分之理，其余九日，环周流注，脏各五俞，腑各六俞。腑为阳，脏为阴。阳井金，阴井木，各依相生之次序流注辗转而取之，腑过一原，脏以俞代原而过之。末一穴，阳日气纳三焦，取生我者。阴日血归包络，取我生者。至于癸日缺十时，肾不开丑时，而移至亥时，这是因为肾主水，为人身生命之根，注重生木，如不能转注甲日，则流而不注，不合乎阴阳相生之道。癸水虽是十天干之末，按五行生成数，却是称为天一所生之水，癸水既属天一，以初始的阴干，去配终极的阴支，天一癸水，就当配合地支最后的一个时辰亥时，这等于阳干始于甲木，必须配合最后一个阳时戌时，作为始开井穴的时间一样。而且十天干的周转，按阳进阴退的规律，如以癸日的亥时开始，接着天干进入甲木，地支退到戌时，再接着天干进入乙木，地支退到酉时，以下丙丁戊己等日，都仿此天干进而地支退的法则，这和甲日戌时开窍阴，乙日酉时开大敦，丙日申时开少泽等等的顺序，适相符合，而且可以前后承接，延续不绝。癸水是肾经的代名词，肾经的井穴是涌泉，所以在癸日癸亥时就当开涌泉穴。

4. 第四环

同宗交错：天干十字，地支十二字。一日十二时，五日六十时，地支用五次，天干用六次。甲子小周，五日一候，六日又另起甲子时，与一日同。此一六同宗，即甲己同宗之义。甲日己日，一奇一偶，一阴一阳，日干阴阳虽不同，但时干支全同，故甲日流注诸穴，交落列于己日时干支之下；己日流注诸穴，转交落列于甲日时干之下。二七为乙庚，三八为丙辛，四九为丁壬，五十为戊癸，皆一阴一阳之同宗，流注各穴，除一过穴不交落，余均互相交错列于本环，故称同宗交错。运用本环在于合日互用取穴，即所谓"妻闭针其夫、夫闭针其妻"的夫妻取穴法。夫是代表阳经和阳日，妻是代表阴经和阴日，阳日和阴日配合，将两天的穴位加起来，就会增加许多开穴的机会，这就称为夫妻互用。例如甲日甲戌时，所开的是胆经的井穴窍阴，在当天的乙亥时原来并不开穴，但己日的乙亥时，所开的是肝经的经穴中封，由于夫妻互用的原因，所以在甲日乙亥时亦可以针刺中封穴。而且窍阴属于胆经的井金穴，中封属于肝经的经金穴，肝与胆相为表里，两穴所分配的五行，阳井金与阴经金亦是表里相应，所以把甲己两天所开的穴互用或合并运用，其中仍有互相联系的统一性。《针灸大成》说："阳日遇阴时，阴日遇阳时，则前穴已闭，取其合穴针之。合者，甲与己合，乙与庚合……"本环就是按"取其合穴针之"的五门十变理论，依夫妻穴而排列的。但临证运用时需注意，各经的原穴，原是随着当日主经返本还原的时间开穴，仅适用于当日而不能互用；各阴经以输穴代表原穴的返本还原穴，也同样不能互用。这一点在选取开穴时间时，也必须注意。

5. 第五环

母子填充：按子午流注纳甲法，日随干支周转，五日为一周，十日为再周。十日计一百二十个时辰，配合六十六个穴，除去六个与俞穴同时并开之原穴，只有六十穴，平均每两个时辰，开一个俞穴，十日只有六十个时辰有穴可开，再加同宗交错，三十六个夫妻穴可以互相通用，仍还余二十四个时辰"闭穴"而无穴可开。子午流注纳子法中，有专以时辰为主的十二经流注法，它与纳甲法逐日配合干支开穴之规定不同，但千百年来，同为医家所采用，已成为子午流注针法的组成内容。本环采取纳子法的"母子穴"填充闭穴，故曰母子填充。如甲日庚午时，"闭穴"，无穴可开，即可取母子穴，遇有心经实证，取心经神门，即谓迎而夺之，实则泻其子；如遇脾经虚证，取脾经母穴大都，即是随而济之，虚则补其母。

▶ 视频9 | 子午流注环周图

四、典型验案

验案1　急性胆囊炎

郝某，男，54岁，个体商。2012年7月5日上午8时初诊。

反复右胁肋疼痛2年，吃油煎食物后诱发右上腹疼痛加重1天。

近 2 年右胁肋及胃脘部隐痛，常因吃油腻食物或精神抑郁而加重。低热 1 天，体倦神疲，胃脘痞满，右上腹压痛，右肩胛下区有放射性疼痛，不思饮食，食后欲呕，嗳气。舌黯红，苔黄腻，脉弦数。实验室检查：白细胞：12×10^9/L，嗜中性粒细胞：78%。B 超提示：胆囊膨大，收缩功能不良。

辨证：肝胆湿热，胆胃失和。病位：足少阳，足厥阴，足阳明经。

诊断：急性胆囊炎。

治则：疏肝利胆，和胃止痛。

治法：子午流注针法施治。2012 年 7 月 5 日，是农历 5 月 17 日。2012 年干支是壬辰。月干支是丙午。日干支是丁卯。上午 7～9 点，时干支是甲辰。查《管氏子午流注环周图》：丁日辰时，开穴阳陵泉，互用穴侠溪，符合患者的病情和病位、辨证的需要。处方：阳陵泉、日月、足三里。泻法。针灸治疗后，右上腹疼痛明显减轻。预约 7 月 10 日上午 8 时复诊，处方：侠溪、阳陵泉、日月、中脘。泻法。右上腹疼痛消失。

📖 病案解读

子午流注针法的基本特点是："按日起时，循经寻穴，时上有穴，穴上有时"。临床运用时，首先要将患者来诊的日时干支推算出来，在辨证的前提下，结合人体经络气血的循行和井、荥、输、经、合的五行相生规律，开穴施治。本例患者辨证：肝胆湿热，胆胃失和。病位：足少阳、足厥阴、足阳明经。故开穴

取阳陵泉，足少阳经合穴，胆腑下合穴。主治胁痛、口苦、呕吐
等肝胆犯胃病证。配穴取日月清肝泻胆湿热。配取足三里，健脾
和胃，理气降逆。取穴对症，手法适宜，顺应脏腑气血盛衰的规
律，故子午流注可取到穴少效捷的治疗效果。

💬 **诊后絮语** ··

　　管氏在长期的临床实践中，总结出要提高子午流注针法的临
床疗效，必须要掌握运用的五个环节，管氏概括为"子午流注针
法提高临床疗效五要素"：①提出了中医学的整体观、经络学说等
9 项内容是子午流注的理论基础；归纳了自然界周期变化的观点等
子午流注的 8 个基本观点，总结了较为完善的子午流注的理论体
系。必须通晓子午流注理论，才能掌握子午流注针法。②经络辨
证是子午流注针法的主要辨证方法。③选择开穴、配穴是运用子
午流注针法的关键。④恰当的补泻手法是子午流注针法获得疗效
的重要条件。⑤子午流注针法既要掌握基本原则，又要灵活运用。
"五要素"言简意赅地归纳了子午流注临床应用的指导思想和运用
要点；澄清了对子午流注的误解和片面认识，对正确全面理解子
午流注和指导针灸临床实践，具有理论意义和实用价值。

　　验案 2　热淋（急性泌尿系感染）

　　赵某，女，43 岁。2012 年 7 月 27 日下午 3 时初诊。

　　尿急、尿频、尿痛 5 天。患者因旅游劳累，过食辛辣厚味，
突发尿急、尿痛、尿黄赤，伴发热，腰疼。经中、西药物治疗
后，热退，仍感尿频、尿急、尿痛，小便不畅。脉滑数，舌苔
黄腻。

辨证：旅游劳累，耗气肾虚；湿热之邪，下注膀胱，膀胱气化功能失常，致尿急、尿频、尿痛；湿热损伤血络，故尿赤。肾与膀胱相表里，腰为肾府，故腰疼。脉滑数，舌苔黄腻，乃湿热之征象。证属：湿热下注，膀胱气化失司。病位：足太阳，足少阴经。

诊断：中医：热淋。西医：急性泌尿系感染。

治则：清热利湿，通淋止痛。

治法：2012 年 7 月 27 日下午 3 时，是农历六月初九，壬辰年丁未月己丑日壬申时。查《管氏子午流注环周图》，针灸处方：束骨、京骨、中极、三阴交；针刺泻法。复诊 8 月 1 日下午 3 时，是甲日申时。处方：束骨、中极、水道，针刺泻法；阴谷，补法。针治 2 次后，尿急、尿痛症状明显好转。又针灸治疗 3 次，症状消失，临床治愈。

🔍 病案解读

子午流注针法，在临床应用时，要根据病情症状，结合俞穴主治功能灵活运用。如遇有急症，在不适宜流注开穴时，即可选用夫妻穴、母子穴等变通的开穴方法。本例患者，来诊时间是壬辰年丁未月己丑日壬申时，按"纳干法"流注开穴，适逢闭穴，无穴可开。查《管氏子午流注环周图》，第五环母子填充；申时实证，如病证相符，可按"实者泻其子"，开取子穴束骨。本例辨证：湿热下注，膀胱气化失司。病位：足太阳，足少阴经。束骨是足太阳膀胱经之输穴，五行属木。有舒经脉，调营血，疏泄膀胱湿热的功用。开穴与病证相符，故开穴子穴束骨，配取京骨，膀胱经之原穴。《灵枢•九针十二原》篇说"五脏有疾也，应出十二原"。京骨有开关窍，舒经脉，调理膀胱气化功能的作用。中极乃膀胱经募穴，有助阳利水，疏理膀胱之效。三阴交是足三阴经的交会穴，有调经络，健脾胃，益肝肾之功效。子午流注顺应脏腑经络气血盛衰开阖的时间规律，故开穴、配穴较易获得相互协同、互相配合的治疗作用，有时可以收到穴少效捷的治疗效果。

💬 **诊后絮语** ⋯⋯⋯⋯⋯⋯⋯⋯⋯⋯⋯⋯⋯⋯⋯⋯⋯⋯⋯⋯⋯

查阅文献，现存原创子午流注环周图只有两幅。一幅是1958年四川人民出版社出版的《子午流注说难》一书中，吴棹仙先生绘制的四环子午流注环周图。另一幅就是管正斋先生在1943年由上海大中华书局出版的《子午流注诠释》；1961年6月16日云南中医学院重印的管氏五环子午流注环周图。管老绘制的五环子午流注环周图的主要特点和学术创新是：增加了"同宗交错"（又名"刚柔相济"）和"母子填充"开穴法。近代子午流注针法，基本上都是按照明代徐凤《针灸大全》中"子午流注逐日按时定穴诀"开穴施治的。按徐氏开穴法，在10日120个时辰中，只有60个时辰有穴可开，管氏根据"刚柔相济"理论，加进同宗交错开穴法，36个"夫妻穴"可以相互通用，增加了36个时辰的开穴。但仍有24个时辰属"闭穴"，无穴可开。为此，管氏五环子午流注环周图，特加绘"母子填充"一环，采用纳子法的"母子穴"来填充闭穴，使子午流注环周图，逐日逐时，均有穴可开。既丰富了子午流注理论，又拓宽了子午流注针法的临床运用范围。本例病案提示了《管氏子午流注环周图》的临床实用价值。

◆ 第六节 灵龟八法

一、灵龟八法概论

据《尔雅·释鱼》篇记载，龟有神龟、灵龟、摄龟、宝龟、文龟、筮龟、山龟、泽龟、水龟、火龟等 10 种。《本草纲目·四十五卷》云："在山曰灵龟。在水曰神龟。皆龟之圣者也。"灵龟八法冠以"灵龟"，寓意取其神灵变化之义。

灵龟八法所用的八穴与奇经八脉相通，以八脉八穴配属九宫八卦开穴施治，故名灵龟八法。

灵龟八法的理论，是在人与自然相适应的整体观念下指导产生的，它的精神实质着重强调人体本身的统一性、完整性以其与自然界密切相关的联系。灵龟八法根据阴阳、八卦、五行生成、天干地支、五运化合等理论，并运用数学计算，推演了经络输穴、气血开阖的变化规律，它比较广泛而灵活地运用了古代哲学和中医理论，经过千百年的临床实践和近代科学的验证，都说明灵龟八法不仅包涵着深刻的哲理，而且具有较高的临床疗效和一定的科学价值。

灵龟八法是着重于奇经八脉取穴的一种古老针灸法。它和子午流注用于十二经有着同样的意义，两种针法相辅相成，比较完整地揭示了人体气血循行流注的规律；同时也提示了脏腑组织器官与时间相应的内在变化联系，如能掌握运用这个规律来按时取穴，就较易迅速取得疗效，正如《针灸大成》所说："用似船推舵，应如弩发机；气聚时间散，身疼指下移"。

（一）灵龟八法的定义

灵龟八法又名"奇经纳卦法"，它是运用古代哲学的九宫八卦学说结合人体奇经八脉气血的会合，取其与奇经相通的八个经穴为基础，按照日时干支的数字变易，采用数学演绎，推算人体气血的盛衰，采取按时开穴施治的一种传统针刺方法。狭义的定义，亦可理解为灵龟八法是以八脉交会穴为主的一种按时配穴法。

（二）灵龟八法的渊源

灵龟八法继承了我国最古老的传统文化。传说伏羲画八卦，开创了我国文字的雏形；《易经》阐发了八卦理论。《易经》原有三种版本，夏代的《连山》和殷代的《归藏》惜已失传，现存的《周易》是周代的易学，相传为周文王演绎。《易经》是我国最古老的经典，亘古及今被学者推崇为"群经之首"。灵龟八法运用了《周易》理论，结合医理，在《内经》中奠定了理论基础，经历代医家不断完善，灵龟八法渐趋成熟。金元时代著名针灸学家窦汉卿所著《标幽赋》，中曾言简意赅的指出："但用八法五门，分主客而针无不效。"至明朝，灵龟八法的应用已相当普遍和盛行，徐凤的《针灸大全》、杨继洲的《针灸大成》等书，均有较为详尽的记叙。

随着现代时间生物医学的兴起，对中医时间医学的研究也逐步深入。灵龟八法作为中医时间医学的代表之一，亦获得长足的发展。灵龟八法是在中医理论的指导下，研究人体与宇宙时空相应的自身生命活动的周期性及变化规律，从而指导人们养生，预防疾病，以及指导医生临床诊断、治疗疾病的一门科学。人体是一个包括复杂的空间结构和复杂的时间结构的复杂巨系统。人体时间结构包括人体生理过程、生化过程、生物学过程及人的行为中所表现出的各种非随机的节律性或周期变化的总和。灵龟八法则是在时间经络理论的基础上，充分运用了经络的时间特征，形成的系统的时辰针法。随着近代"生物钟学说""生物节奏理论"，以及"天文医学""气象医学"等新的边缘学科的形成，灵龟八法理论将得到不断的充实与完善，通过理论及临床的深入研究，灵龟八法必将发展成一门时间属性占优势的人之生命科学。

二、灵龟八法的组成

（一）八脉交会穴

奇经八脉有统率和调整十二经脉气血的作用，而十二经脉本身又有上下循行，交错相会的特性，所以在四肢部的十二经脉上有八个穴位相通于八脉。

1. 后溪

属手太阳小肠经，与手少阴心经相表里，通于督脉。

2. 列缺

属手太阴肺经，与手阳明大肠经相表里，通于任脉。

3. 公孙

属足太阴脾经，与足阳明胃经相表里，通于冲脉。

4. 临泣

属足少阳胆经，与足厥阴肝经相表里，通于带脉。

5. 照海

属足少阴肾经，与足太阳膀胱经相表里，通于阴跷脉。

6. 申脉

属于足太阳膀胱经，与足少阴肾经相表里，通于阳跷脉。

7. 内关

属手厥阴心包经，与手少阳三焦经相表里，通于阴维脉。

8. 外关

属手少阳三焦经，与手厥阴心包经相表里，通于阳维脉。

以上八穴与奇经八脉相通，其经脉循行交会关系如下：

督脉起于下极之俞，并于脊里，上行风府，过脑，循额，至鼻，入龈交，通手太阳小肠经"后溪"。

任脉起于中极之下，循腹上至咽喉，通手太阴肺经"列缺"。

冲脉起于气冲，并足少阴肾经挟脐上行，至胸中而散，通足太阴脾经"公孙"。

带脉起于季胁，绕身一周，通足少阳胆经"临泣"。

阴跷脉起于跟中（照海穴），循内踝上行，至咽喉，交冲脉，通足少阴肾经"照海"。

阳跷脉起于足跟中（申脉穴），循外踝，上入风池，通足太阳膀胱经"申脉"。

阴维脉维系诸阴之交，通手厥阴心包经"内关"。

阳维脉维系诸阳之会，通手少阳三焦经"外关"。

奇经八脉配合的八穴，是取十二经脉的四脏四腑，任、督、冲、带四条奇经配合的穴位，是在肝、心、脾、肺的表里经脉上配取一穴，唯肾与膀胱，心包与三焦则多配两个穴（即这四条经脉每经配一穴），这是因为它们有特别重要的作用：肾为先天之本，膀胱为州都之官，心包为阴血之母，三焦为诸阳之父；同时还由于它们所通的阴阳跷、阴阳维是左右、内外对称循行分布的四条经脉，所以每经分配一穴。

八穴交会八脉，还分为四组，有着一致的交合部位和主治范围，称之为"父母""夫妻""男女""主客"。列表说明如下（表4-6-1）：

表4-6-1　八法交会八脉表

八穴名称	通于八脉	相互关系	合于部位（主治范围）
公孙	冲脉	父	心、胸、胃
内关	阴维	母	
后溪	督脉	夫	目内眦、颈项、耳、肩膊、小肠、膀胱
申脉	阳跷	妻	
临泣	带脉	男	目锐眦、耳后、颈、颊、肩
外关	阳维	女	
列缺	任脉	主	肺系、咽喉、胸膈
照海	阴跷	客	

八穴交会八脉相互关系的名称，是根据八卦、阴阳等理论称谓的：冲脉与阴维脉相交会，两脉通于公孙与内关。因为公孙属乾卦，为天，称父；内关为心包经，是阴血之母，称母，所以二穴为父母。

督脉与阳跷脉相交会，两脉通于后溪与申脉。因为督脉为一身之阳，通于督脉的是后溪穴，属小肠丙火：通于阳跷的是申脉穴，属膀胱壬水。火为阳，水为阴，故称为夫妻。

带脉与阳维脉相交会，两脉通于临泣与外头。因为震卦为阳称男；巽卦为阴称女，所以二穴称为男女。

任脉与阴跷脉相交会，两脉通于列缺与照海。因为列缺主行肺系，肺朝百脉，以充养全身，配属离卦居正南方，故为主：照海配属坤卦，又寄取中宫，故为客，所以二穴称为主客。

（二）八脉八穴与九宫八卦的配属关系

八卦配合各个方位，称谓九宫。每宫配一个会穴和一条奇经。灵龟八法开穴即根据配属的九宫数推演计算。现将八穴配属九宫关系列表说明如下（表4-6-2）：

表4-6-2　八穴配属九宫表

八卦	乾	艮	兑	坎	巽	震	离	坤
方位	西北	东北	西	北	东南	东	南	西南、中
九宫数	六	八	七	一	四	三	九	二、五
八穴	公孙	内关	后溪	申脉	临泣	外关	列缺	照海
八脉	冲脉	阴维	督脉	阳跷	带脉	阳维	任脉	阴跷

将八穴与九宫八卦的配属关系，按文王八卦作图，即称谓《奇经纳卦图》（图4-6-1）。

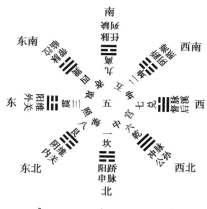

图4-6-1 | 奇经纳卦图

《八法歌》简明概括了八卦配合八穴的关系，运用灵龟八法必须记住。现录于下：

《八法歌》

坎一联申脉，照海坤二五，震三属外关，巽四临泣数，

乾六是公孙，兑七后溪府，艮八系内关，离九列缺主。

（三）八法逐日干支代数

灵龟八法的组成，除了八脉、八穴、八卦外，尚有日时的干支数字作为八法取穴的依据。干支的数字，分代日数字和代时数字两种。

代日数天干以甲、己为十，乙、庚为九，丁、壬为八，戊、癸、丙、辛为七；地支则以辰、戌、丑、未为十，申、酉为九，

寅、卯为八，巳、午、亥、子为七。现作表附歌如下（表4-6-3）:

表 4-6-3　八法逐日干支表

十		九		八		七		七	
天干	地支	天干	地支	天干	地支	天干	地支	天干	地支
甲己	辰、戌、丑、未	乙庚	申酉	丁壬	寅卯	戊癸	巳午	丙辛	亥子

《八法逐日干支歌》

甲己辰戌丑未十，乙庚申酉九为期，丁壬寅卯八成数，

戊癸巳午七相宜，丙辛亥子亦七数，逐日干支即得知。

八法日干支数字的由来，是根据五行生成数和干支顺序的阴阳而定的。八法逐日干支数字释义:

《周易·系辞上传》说"天一、地二、天三、地四、天五、地六、天七、地八、天九、地十。天数五，地数五，五位相得，而各有合，天数二十有五，地数三十，凡天地之数五十有五，此所以成变化而行鬼神也"。此数之奇数为阳，偶数为阴，五个奇数之和为二十五是天数；五个偶数之和三十为地数，总和为五十五称天地之数。天地数，即五行生成数。张景岳《类经图翼》:"五行之理，原出自然，天地生成，莫不有数，圣人查河图而推定之。其序曰: 天一生水，地六成之；地二生火，天七成之；天三生木，地八成之；地四生金，天九成之；天五生土，地十成之"。其中的一、二、三、四、五，分别表示五行中水、火、木、金、土的生数；六、七、八、九、十，是为五行中水、火、木、金、

土的成数。八法代表逐日干支的数字，就是用了五行的成数。天干以相合所化的五行，地支以其原来所属的五行，用来和五行的成数相配。如天干的甲、己合而化土，地支的辰、戌、丑、未属于中央之土，土的成数是十，十就代表了甲、己、辰、戌、丑、未六个字，故在歌中说："甲己辰戌丑未十"。"乙庚申酉九为期"的意思，因为天干的乙、庚合而化金，地支的申酉属于西方之金，金的成数是九，所以九就代表了乙、庚、申、酉四个字。而天干的丁、壬合而化木，地支的寅、卯属于东方之木，木的成数是八，所以八就代表了丁、壬、寅、卯四个字，故在歌中说："丁壬寅卯八成数"。"戊癸巳午七相宜"的意思，因为天干的戊、癸合而化火，地支的巳、午属于南方之火，火的成数是七，七就代表了戊、癸、巳、午四个字。至于天干的丙、辛合而化水，地支的亥、子属于北方之水，水的成数是六，丙、辛、亥、子四个字，原应用六去代表，但由于水火被称为同属先天始生之物，八卦中属于火的离卦，名为离中虚，中虚即火中藏有真水、日中有月精之意，所以例外地丙、辛、亥、子并不用水六的成数，而仍用火七的成数，以七代表了丙、辛、亥、子四个字，故在歌中说："丙辛亥子亦七数"。

（四）八法临时干支代数

代时数天干甲、己为九，乙、庚为八，丙、辛为七，丁、壬为六，戊、癸为五；地支则以子、午为九，丑、未为八，寅、申为七，卯、酉为六，辰、戌为五，巳、亥为四。现作表附歌如下（表4-6-4）：

表 4-6-4　八法临时干支表

九		八		七		六		五		四
天干	地支	天干	地支	天干	地支	天干	地支	天干	地支	地支
甲己	子午	乙庚	丑未	丙辛	寅申	丁壬	卯酉	戊癸	辰戌	巳亥

《八法临时干支歌》

甲己子午九宜用，乙庚丑未八无疑，

丙辛寅申七作数，丁壬卯酉六须知，

戊癸辰戌各有五，巳亥单加四共齐，

阳日除九阴除六，不尽零余穴下推。

八法临时干支数字释义：八法代时干支数，是按照天干顺序的阴阳而定的。《素问·三部九候论》说："天地之至数始于一，终于九焉"。天干以甲为第一数，甲乙丙丁戊己庚辛壬，从甲到壬，壬是第九数。地支以子为第一数，子丑寅卯辰巳午未申，申是地支中的第九数。因此，干支中的"壬""申"两字，就作为往来推算的基础。

代表时辰的干支数，是以相合之天干和相冲的地支，并在一起，以表示干支阴阳的变化。天干以甲为首，甲己逢五相合甲，自甲按天干的顺序，数到壬是九数。地支以子为首，子午逢六相冲，自子按地支的次序，顺数到申是九数。所以甲、己和子、午四个字都是九数。故曰："甲己子午九宜用"。天干乙庚相合，从乙到壬是八，地支丑未相冲，从丑到申也是八，故曰："乙庚丑未八无疑"。天干丙辛相合，从丙到壬是七，地支寅申相冲，从寅到申是七，故曰："丙辛寅申七作数"。天干丁壬相合，从丁到壬是六，地支卯酉相冲，从卯到申是六，故曰："丁壬卯酉六顺知"。天干戊癸相合，从戊到壬是五，地支辰戌相冲，从辰到申是五，故曰："戊癸辰戌各有五"。地支巳亥相冲，从巳到申是四,四单独代表巳亥，故曰："巳亥单加四共齐"。

三、灵龟八法的开穴方法

（一）灵龟八法的基本开穴程序

灵龟八法开穴方法的基本程序是：

1. 求出当天的日干支。

2. 根据"五虎建元"定出当时的时辰干支。

3. 根据"逐日干支"和"临时干支"得出这四个干支的代表数字，然后求出四个干支代数和。

4. 按"阳日除九，阴日除六"的规律去除这个和数，所得余数，就是应开穴位的代表数；用穴位代表数查对"奇经纳卦图"，便可知当开穴位。

5. 凡能除尽而没有余数的，阳日为九，都是列缺穴；阴日为六，都是公孙穴。

（二）日干支查对表

临证时，只要知道阳历的月日，即可在当年逐月日干支表中查出当天的日干支（表4-5-3、表4-5-4）

（三）时干支查对表

一天二十四小时，分为十二个时辰，五日计六十个时辰，正合六十甲子之数，所以逐日时辰的干支，每隔五天，正好轮转一周。只要记住每天所属的天干，记住日上起时歌，便可推算当天各时的干支。从子时起推算，称为"五子建元法"。

《五子建元日时歌》

甲己还生甲，乙庚丙作初，丙辛生戊子，

丁壬庚子居，戊癸起壬子，顺时干支求。

按"五子建元"日上起时推算的方法，排列出"时干支查对表"如下（表4-6-5）：

表4-6-5　时干支查对表

日干支	时				干			支			
	23 ~ 1	1 ~ 3	3 ~ 5	5 ~ 7	7 ~ 9	9 ~ 11	11 ~ 13	13 ~ 15	15 ~ 17	17 ~ 19	19 ~ 21	21 ~ 23
甲己	甲子	乙丑	丙寅	丁卯	戊辰	己巳	庚午	辛未	壬申	癸酉	甲戌	乙亥
乙庚	丙子	丁丑	戊寅	己卯	庚辰	辛巳	壬午	癸未	甲申	乙酉	丙戌	丁亥
丙辛	戊子	己丑	庚寅	辛卯	壬辰	癸巳	甲午	乙未	丙申	丁酉	戊戌	己亥
丁壬	庚子	辛丑	壬寅	癸卯	甲辰	乙巳	丙午	丁未	戊申	己酉	庚戌	辛亥
戊癸	壬子	癸丑	甲寅	乙卯	丙辰	丁巳	戊午	己未	庚申	辛酉	壬戌	癸亥

（四）管氏灵龟八法六十甲子逐时开穴表

先师管正斋老先生设计了"管氏灵龟八法六十甲子逐时开穴表"（表4-6-6）。临证时，只要推算出日干支和时干支，即可查对"灵龟八法六十甲子逐时开穴表"，按时取穴治疗。省略了传统灵龟八法计算开穴法，使灵龟八法开穴简捷迅速。

1. 管氏灵龟八法查表开穴法 "管氏灵龟八法六十甲子逐时开穴表"是按照"干支配合六十环周表"逐日按时排列的，60天内，每日每时均可按灵龟八法开穴查表治疗（表4-6-6）。

表4-6-6 管氏灵龟八法六十甲子逐时开穴表

时辰	子	丑	寅	卯	辰	巳	午	未	申	酉	戌	亥
日干支	23~1	1~3	3~5	5~7	7~9	9~11	11~13	13~15	15~17	17~19	19~21	21~23
甲子	内关	公孙	足临泣	照海	列缺	外关	后溪	照海	外关	申脉	足临泣	照海
乙丑	照海	外关	申脉	足临泣	照海	公孙	足临泣	照海	照海	外关	申脉	照海
丙寅	照海	照海	外关	申脉	内关	公孙	公孙	足临泣	照海	列缺	后溪	申脉
丁卯	外关	申脉	照海	外关	公孙	足临泣	照海	公孙	足临泣	申脉	照海	外关
戊辰	照海	外关	公孙	足临泣	照海	列缺	足临泣	后溪	照海	外关	申脉	内关
己巳	照海	外关	申脉	照海	外关	公孙	足临泣	照海	公孙	足临泣	申脉	照海
庚午	照海	外关	申脉	足临泣	照海	列缺	足临泣	照海	照海	外关	申脉	内关
辛未	申脉	足临泣	照海	公孙	足临泣	照海	照海	外关	申脉	照海	外关	公孙
壬申	后溪	照海	外关	申脉	足临泣	照海	公孙	足临泣	照海	照海	外关	申脉
癸酉	申脉	照海	照海	公孙	足临泣	照海	公孙	外关	申脉	照海	外关	申脉
甲戌	照海	列缺	后溪	照海	外关	公孙	申脉	内关	公孙	足临泣	后溪	照海
乙亥	照海	公孙	足临泣	申脉	照海	外关	申脉	照海	照海	公孙	足临泣	照海
丙子	申脉	足临泣	照海	列缺	后溪	照海	照海	外关	申脉	内关	公孙	列缺
丁丑	照海	外关	申脉	照海	照海	公孙	足临泣	照海	公孙	外关	申脉	照海
戊寅	外关	申脉	足临泣	照海	列缺	后溪	照海	照海	外关	申脉	内关	公孙
己卯	公孙	足临泣	照海	公孙	足临泣	申脉	照海	外关	申脉	照海	照海	公孙
庚辰	内关	公孙	足临泣	后溪	照海	外关	后溪	照海	内关	公孙	足临泣	照海
辛巳	足临泣	申脉	照海	外关	申脉	照海	照海	公孙	足临泣	照海	公孙	外关
壬午	照海	外关	申脉	内关	照海	列缺	足临泣	照海	列缺	外关	申脉	内关
癸未	照海	公孙	外关	申脉	照海	外关	申脉	足临泣	照海	公孙	足临泣	照海
甲申	申脉	内关	公孙	足临泣	照海	照海	列缺	后溪	照海	外关	公孙	足临泣
乙酉	足临泣	照海	公孙	外关	申脉	照海	外关	申脉	足临泣	照海	公孙	足临泣
丙戌	足临泣	后溪	照海	外关	申脉	内关	内关	公孙	足临泣	照海	列缺	外关
丁亥	照海	公孙	足临泣	照海	照海	外关	申脉	照海	外关	公孙	足临泣	照海
戊子	照海	列缺	外关	申脉	内关	公孙	申脉	足临泣	照海	列缺	后溪	照海
己丑	照海	公孙	足临泣	照海	公孙	外关	申脉	照海	外关	申脉	足临泣	照海

续表

时辰	子	丑	寅	卯	辰	巳	午	未	申	酉	戌	亥
日干支	23 ~ 1	1 ~ 3	3 ~ 5	5 ~ 7	7 ~ 9	9 ~ 11	11 ~ 13	13 ~ 15	15 ~ 17	17 ~ 19	19 ~ 21	21 ~ 23
庚寅	公孙	足临泣	照海	照海	外关	申脉	照海	外关	公孙	足临泣	照海	列缺
辛卯	照海	照海	公孙	足临泣	照海	公孙	外关	申脉	照海	外关	申脉	足临泣
壬辰	内关	公孙	足临泣	照海	照海	外关	后溪	照海	外关	公孙	足临泣	照海
癸巳	照海	外关	公孙	足临泣	照海	公孙	足临泣	申脉	照海	外关	申脉	照海
甲午	内关	公孙	足临泣	照海	列缺	外关	后溪	照海	外关	申脉	足临泣	照海
乙未	照海	外关	申脉	足临泣	照海	公孙	足临泣	照海	照海	外关	申脉	照海
丙申	外关	公孙	足临泣	照海	列缺	后溪	后溪	照海	外关	申脉	内关	照海
丁酉	足临泣	照海	公孙	足临泣	申脉	照海	外关	申脉	照海	照海	公孙	足临泣
戊戌	照海	外关	公孙	足临泣	照海	列缺	足临泣	后溪	照海	外关	申脉	内关
己亥	照海	外关	申脉	照海	外关	公孙	足临泣	照海	公孙	足临泣	申脉	照海
庚子	照海	外关	申脉	足临泣	照海	列缺	足临泣	照海	照海	外关	申脉	内关
辛丑	申脉	足临泣	照海	公孙	足临泣	照海	照海	外关	申脉	照海	外关	公孙
壬寅	公孙	足临泣	照海	列缺	外关	申脉	照海	外关	申脉	足临泣	照海	列缺
癸卯	公孙	足临泣	申脉	照海	外关	申脉	照海	照海	公孙	足临泣	照海	公孙
甲辰	照海	列缺	后溪	照海	外关	公孙	申脉	内关	公孙	足临泣	后溪	照海
乙巳	照海	公孙	足临泣	申脉	照海	外关	申脉	照海	照海	公孙	足临泣	照海
丙午	申脉	足临泣	照海	列缺	后溪	照海	照海	外关	申脉	内关	公孙	列缺
丁未	照海	外关	申脉	照海	照海	公孙	足临泣	照海	公孙	外关	申脉	照海
戊申	足临泣	照海	照海	外关	申脉	内关	外关	公孙	足临泣	照海	列缺	后溪
己酉	申脉	照海	外关	申脉	照海	照海	公孙	足临泣	照海	公孙	外关	申脉
庚戌	内关	公孙	足临泣	后溪	照海	外关	后溪	照海	内关	公孙	足临泣	照海
辛亥	足临泣	申脉	照海	外关	申脉	照海	照海	公孙	足临泣	照海	公孙	外关
壬子	照海	外关	申脉	内关	照海	列缺	足临泣	照海	列缺	外关	申脉	内关
癸丑	照海	公孙	外关	申脉	照海	外关	申脉	足临泣	照海	公孙	足临泣	照海
甲寅	列缺	后溪	照海	外关	申脉	足临泣	内关	公孙	足临泣	照海	照海	外关
乙卯	外关	申脉	照海	照海	公孙	足临泣	照海	公孙	外关	申脉	照海	外关
丙辰	足临泣	后溪	照海	外关	申脉	内关	内关	公孙	足临泣	照海	列缺	外关
丁巳	照海	公孙	足临泣	照海	照海	外关	申脉	照海	外关	公孙	足临泣	照海
戊午	照海	列缺	外关	申脉	内关	公孙	足临泣	足临泣	照海	列缺	后溪	照海
己未	照海	公孙	足临泣	照海	公孙	外关	足临泣	照海	外关	申脉	足临泣	照海
庚申	后溪	照海	外关	公孙	足临泣	照海	公孙	足临泣	后溪	照海	外关	申脉
辛酉	公孙	外关	申脉	照海	外关	申脉	足临泣	照海	公孙	足临泣	照海	照海
壬戌	内关	公孙	足临泣	照海	照海	外关	后溪	照海	外关	公孙	足临泣	照海
癸亥	照海	外关	公孙	足临泣	照海	公孙	足临泣	申脉	照海	外关	申脉	照海

2. 灵龟八法查表开穴法举例

例 1. 2016 年 10 月 13 日上午 8 点 30 分，一位声音嘶哑，咽干，唇燥，眩晕，耳鸣，盗汗，潮热，脉细数，舌红少苔，辨证为肾阴虚的患者，按灵龟八法应如何开穴？

解：2016 年 10 月 13 日，查表 4-5-3 "2016 年逐月日干支表"，知为戊辰日。上午 8 点 30 分，查表 4-6-5 "时干支查对表"，得知是丙辰时。查对表 4-6-6 "管氏灵龟八法六十甲子逐时开穴表"，知戊辰日辰时，当开照海穴。

例 2. 2017 年 4 月 20 日上午 10 时，胃脘痛患者就诊，灵龟八法应如何开穴？

解：查表 4-5-4，知 2017 年 4 月 20 日的日干支是丁丑。查表 4-6-5，知丁日上午 10 时时干支是乙巳。查表 4-6-6，丁丑日巳时应开公孙穴，公孙属足太阴脾经络穴，通于冲脉，为乾卦，为天，称父，"父母"相合，主治心、胸、胃之病证。可配取手厥阴心包络经之内关穴，内关通于阴维脉，为艮卦，是阴血之母，称母。故丁丑日上午巳时，胃脘痛患者当开公孙，配取内关穴。

例 3. 一位诊断为头风（血管神经性头痛）的患者，辨证为风寒束表的外感头痛。预计在 2017 年 6 月中旬来诊，按灵龟八法，应预约在何日何时开穴治疗？

解：根据患者的症状、辨证和诊断，当取震卦外关和巽卦足临泣穴，按"男女"相合，主治目锐眦、耳后、颈、颊、肩部位的病症，与本患者的病症基本相符。查表 4-5-4，2017 年 6 月 20 日是戊寅日，查表 4-6-6，戊寅日申时（下午 3 ~ 5 时）当开外关穴，可按时开穴施治。查表 4-5-4，预约患者于次日（己卯日）辰时（上午 7 ~ 9 时）开穴足临泣治疗；或在未时（下午 13 ~ 15 时）开外关穴施治。三诊可预约在 6 月 24 日星期一（壬午日）午时（上午 11 ~ 13 时）开穴足临泣；配取外关穴治疗。

（五）飞腾八法开穴法

飞腾八法也是以八脉八穴为基础，按时开穴的一种方法，它的运用与灵龟八法略有不同。本法不论日干支和时干支，均以时辰天干为主，不用零余方法。

"飞腾"的涵义，源于《楚辞·离骚》："吾令凤鸟飞腾兮"。借此语，喻用之得当，可收效"疾速"，故名"飞腾八法"。

飞腾八法的临床应用，一般是以明代徐凤的《针灸大全》所载《飞腾八法》歌为依据的。

《飞腾八法歌》

壬甲公孙即是乾，丙居艮上内关然，

戊为临泣生坎水，庚属外关震相连，

辛上后溪装巽卦，乙癸申脉到坤传，

己土列缺南离上，丁居照海兑金全。

按飞腾八法歌，将天干八穴与八卦的配属表解如下（表 4-6-7）：

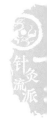

表 4-6-7　飞腾八法天干八穴与八卦配属表

时辰天干	壬甲	丙	戊	庚	辛	乙癸	己	丁
八穴	公孙	内关	足临泣	外关	后溪	申脉	列缺	照海
八卦	乾	艮	坎	震	巽	坤	离	兑

1. 飞腾八法歌释义

"壬甲公孙即是乾"：在"干支六十环周表"中，凡属六壬时（即壬子时、壬寅时、壬辰时、壬午时、壬申时、壬戌时），和六甲时（即甲子时、甲寅时、甲辰时、甲午时、甲申时、甲戌时）均隶属于乾卦而开公孙穴。

"丙居艮上内关然"：每逢六丙时，即丙子时、丙寅时、丙辰时、丙午时、丙申时、丙戌时；皆开通于艮卦的内关穴。

"戊为临泣生坎水"：凡戊字当头的时辰，即戊子时、戊寅时、戊辰时、戊午时、戊申时、戊戌时；皆开通于坎卦的足临泣穴。

"庚属外关震相连"：即凡逢六庚时，即庚子时、庚寅时、庚辰时、庚午时、庚申时、庚戌时；皆开通于震卦的外关穴。

"辛上后溪装巽卦"：凡遇六辛时，即辛丑时、辛卯时、辛巳时、辛未时、辛酉时、辛亥时；均纳巽卦开后溪穴。

"乙癸申脉到坤传"：即凡逢六乙时和六癸时，即乙丑时、乙卯时、乙巳时、乙未时、乙酉时、乙亥时；和癸丑时、癸卯时、癸巳时、癸未时、癸酉时、癸亥时；均纳坤卦开申脉穴。

"己土列缺南离上"：凡遇六己时，即己丑时、己卯时、己巳时、己未时、己酉时、己亥时；均开通于南方离卦之列缺穴。

"丁居照海兑金全"：即凡逢六丁时，即丁丑时、丁卯时、丁巳时、丁未时、丁酉时、丁亥时；均纳兑卦开照海穴。照海通于兑卦，后天八卦中，乾卦位于西北方属于偏金，兑卦位于正西方，属全金，故称"兑金全"。

根据徐凤的《飞腾八法歌》，整理归纳飞腾八法开穴表如下（表4-6-8）：

表4-6-8　飞腾八法开穴表

时辰干支	开穴	八卦
甲（甲子，甲寅，甲辰，甲午，甲申，甲戌）	公孙	乾
壬（壬子，壬寅，壬辰，壬午，壬申，壬戌）		
丙（丙子，丙寅，丙辰，丙午，丙申，丙戌）	内关	艮
戊（戊子，戊寅，戊辰，戊午，戊申，戊戌）	足临泣	坎
庚（庚子，庚寅，庚辰，庚午，庚申，庚戌）	外关	震
辛（辛丑，辛卯，辛巳，辛未，辛酉，辛亥）	后溪	巽
乙（乙丑，乙卯，乙巳，乙未，乙酉，乙亥）	申脉	坤
癸（癸丑，癸卯，癸巳，癸未，癸酉，癸亥）		
己（己丑，己卯，己巳，己未，己酉，己亥）	列缺	离
丁（丁丑，丁卯，丁巳，丁未，丁酉，丁亥）	照海	兑

2. 飞腾八法开穴法举例

例1．2017年1月25日上午10点30分，按飞腾八法应开何穴？

解：2017年1月25日，查表4-5-4"2017年逐月日干支表"，知为壬子日；查表4-6-5"时干支查对表"，知上午10点30分是乙巳时；查表4-6-8"飞腾八法开穴表"，应开申脉。

例2．2017年5月31日上午11点15分，按飞腾八法应开何穴？

解：查表4-5-4"2017年逐月日干支表"，2017年5月31日为戊午日；查表4-6-5"时干支查对表"，知上午11点15分是戊午时；查表4-6-8"飞腾八法开穴表"，应开足临泣。

例3．贾某，男，58岁。2016年6月1日上午9点30分初诊。

主诉：咳嗽加重1周。患者夙患"慢性支气管炎"。10天前受凉感冒，咳嗽逐渐加重，甚则呼吸急促而喘，痰白黏稠，鼻塞流涕，低热，无汗，头痛身疼；舌苔白，脉浮紧。

辨证：《灵枢·经脉》："肺手太阴之脉，是动则病，肺胀满，膨膨而喘咳……是主肺所生病者，咳，上气，喘咳"。证属：风寒束肺，肺失宣降；病位：手太阴经。

治则：宣肺止咳，疏风散寒。

治法：时值己巳时，适逢离卦肺经当令，按飞腾八法，即开列缺穴，以宣肺化痰，配取尺泽、合谷，针刺泻法，疏散风寒。针灸2次，咳嗽明显减轻。

📑 病案解读

2016年6月1日是甲寅日，上午9点30分为己巳时，查表4-6-8"飞腾八法开穴表"，当开列缺穴。符合"穴与病证相宜"的开穴原则，故首开其穴；患者辨证为风寒束肺，肺失宣降的实证，按《难经·六十九难》："实者泻其子"的治则，故泻肺经子穴尺泽，配取合谷是原络配穴法。按飞腾八法开穴，配穴精当，辨证施治，故收效速捷。

四、典型验案

验案 1　风寒感冒（上呼吸道感染）

李某，女，35 岁，工人，2016 年 4 月 1 日上午 10 时初诊。

头痛、咳嗽、寒热往来 1 周。1 周前受凉，感冒发热，服药后，热退。头痛，咳嗽，伴有眩晕，体倦乏力。查：体温 38.5℃，脉象浮紧带数，舌红、苔白，舌边淡黄。

辨证：患者受凉，感冒发热，头痛、咳嗽，风寒袭肺之象；脉浮紧带数，舌红、苔白，舌边淡黄，风寒在表之征。证属：风寒束表，肺气不宣，阳维脉病。病位：手太阴经，阳维脉。

诊断：风寒感冒（上呼吸道感染）。

治则：祛风散寒，疏调阳维。

治疗：丙申年辛卯月癸丑日丁巳时初诊，开穴外关，同取足临泣，配取风池，头临泣，行泻法，留针 20 分钟，起针后头痛明显减轻，甲寅日己巳时二诊，开穴足临泣，同取外关，配取风池、头维（均泻法）。针治 2 次，汗出热退，咳嗽亦除，病痛痊愈。

📄 **病案解读** ⋯⋯⋯⋯⋯⋯⋯⋯⋯⋯⋯⋯⋯⋯⋯⋯⋯⋯⋯⋯⋯⋯⋯⋯⋯

阳维脉维系诸阳经，主一身之表。《奇经八脉考》："卫为阳，主表，阳维受邪为病在表，故苦寒热"。《经验特效穴歌》云："头痛发热外关安"。按灵龟八法开穴施治，首开通阳维脉之外关穴，按八法"男女"关系，同取足临泣，配取阳维脉交会穴风池、头临泣、头维，共奏疏调三阳，散邪固表之效；阳维脉和，邪去病愈。

验案 2　胃脘痛

蒋某，女，40 岁，干部，2016 年 4 月 4 日上午 10 时初诊。

患者胃脘及腹部冷痛，大便溏薄 9 年。10 年前精神受刺激，服中药治疗 1 年余，精神症状控制，但自觉胸闷气逆，胃脘及腹部冷痛，腰膝酸软，大便溏薄，每日 4 ~ 6 次。遇有情绪波动，则感心痛，胸疼胃痛，胁下支满，嗳气。查：面色灰黯，胃脘部皮温较低，两足逆冷，脉沉迟，舌淡、苔白。

辨证：《灵枢·经脉》："脾足太阴之脉……胃脘痛……溏瘕泄"。"肝足厥阴之脉……胸满，呕逆，飧泄"。患者胸闷气逆，胃脘及腹部冷痛，胁下支满，大便溏薄，脉沉迟，舌淡、苔白。证属：肝脾失和，气机逆乱，脾胃虚寒，阴气内结。病位：足厥阴，足太阴经，足阳明经，阴维脉。

诊断：胃脘痛。

治则：疏肝健脾，调和阴维。

治疗：丙申年辛卯月丙辰日癸巳时初诊，按灵龟八法开取通阴维脉之内关穴，同取公孙，配取足三里，太冲，灸天枢、中脘。戊午日丁巳时二诊，开穴公孙，配取内关、期门、阴都、复溜，灸关元。针灸 2 次后，胃脘及腹部冷痛减轻，大便减为 3 次。宗上方治疗 36 次，胃脘及腹部疼痛消失，食欲增进，大便每日 1 ~ 2 次。1 年后随访，疗效巩固，体重增加 4kg。

病案解读

阴维脉维系诸阴经，主一身之里。《奇经八脉考》云："盖阴维之脉，虽交三阴而行，实与任脉同归，故心痛多属少阴、厥阴、任脉之气上冲而然。"本例阴维失调，首开内关穴，按八法"父母"关系，同取公孙穴；并交替配取足三里（足阳明）、阴都、复溜（足少阴）、太冲、期门（足厥阴）、中脘、关元（任脉）等穴，阴维脉气调和，阴阳经气转相灌溉，气机和顺，病自渐愈。

验案 3　痹证

王某，男，54岁，干部，1983年3月10日下午2时初诊。

患者左侧躯体疼痛，肢体活动不利半年余。10年前有外伤及受寒史，肩、腰、膝、踝关节经常疼痛。近7个月，左侧上、下肢运动功能障碍，左侧躯体上至头项、下连背胁及股胫外侧酸困疼痛，夜间更甚，不能安寐。查：颈项活动时，左斜方肌、菱形肌牵引疼痛，左肩背肌肉板滞发凉，手臂后旋不能触及腰椎，上举手指尚可触及耳垂，外展平举40°，腰背强直，走路跛行，左足轻度外翻。身体左侧多处压痛，尤以风池、臑俞、阳陵泉、跗阳穴等部位明显。血压130/90mmHg，脑血流图报告正常。脉沉细，舌淡、尖红，苔白腻。

辨证：患者有外伤及受寒史，左侧上、下肢运动功能障碍，左侧背胁及股胫外侧疼痛发凉，脉沉细，舌淡、尖红，苔白腻。乃寒湿伏滞，经络痹阻之征。"阳跷者，足太阳之别脉，经过股外侧，分布于胁肋，循行于肩膊"。阳跷脉所过，寒湿羁于经筋，脉络郁闭，气血凝滞，久病邪留奇经。证属：寒湿凝滞，脉络痹阻。病位：阳跷脉。

诊断：痹证。

治则：祛湿散寒，舒经通络。

治疗：灵龟八法施治。癸亥年甲寅月丁酉日丁未时初诊，开穴申脉，后溪。热针配取左风池、臑俞、阳陵泉、跗阳（GZH型热针仪），戊戌日己未时二诊，开穴后溪，按"夫妻"关系，同取申脉，热针左风池、肩髃、阳陵泉、绝骨。配穴：环跳，风市，地机，复溜。宗上法治疗四次，疼痛明显减轻，可以通夜安眠，治疗12次，左肩上举达140°，外展60°，旋后伸提拇指触及十二胸椎，左腿运动功能接近正常。治疗24次，颈项活动自如，左臂外展平举90°，后弯拇指抵达第七胸椎，左下肢屈伸自如，行走如常。随访1年，疗效巩固，遇天气寒冷时，偶有关节酸痛，仍能坚持工作。

📖 病案解读

阳跷脉主治病候：腰背强直，骨节疼痛，手足麻痹，拘挛。按阳跷脉病施治，灵龟八法首开通阳跷脉之申脉，通督脉后溪；配取风池，以应"根结"理论；臑俞、肩髃采用《内经》合谷刺，以疗肌痹；阳陵泉、跗阳采用"关刺"，以治筋痹；用热针直抵病所，更能温经散寒，舒筋通络。

验案4　疝气（寒疝）

张某，男，38岁，干部，1981年12月18日上午9时初诊。

睾丸阵发性抽痛，牵及小腹冷痛2个月余。患者夙体弱易感冒，2个月前涉水感受寒湿，出现少腹痛引睾丸，逐渐加重。查：阴囊冰冷、发硬，睾丸抽痛，右侧显著。自觉少腹及下肢冷，早晚尤甚。神倦易感冒，阳痿。脉沉迟，舌紫黯，苔白。

辨证：《灵枢·经脉》："肝足厥阴之脉，起于大趾丛毛之际……循股阴，入毛中，过阴器，抵小腹"。《奇经八脉考》："任为阴脉之海，其脉起于中极之下，少腹之内，会阴之分，上行而外出循曲骨，上毛际至中极"。患者感受寒湿，阴囊、少腹及下肢冷；脉沉迟，舌紫黯，苔白。此系寒湿之邪循肝经与任脉凝滞于阴器少腹所致，证属：寒凝任脉，肝经瘀滞。病位：足厥阴经，任脉，阴跷脉。

诊断：疝气（寒疝）。

治则：祛湿散寒，温经通络。

治疗：按灵龟八法开穴，辛酉年庚子月庚午日辛巳时初诊，开穴列缺、照海（补法），热针关元、中极，灸命门。针灸1次，睾丸抽痛减少。辛未日癸巳时二诊，开穴照海、列缺（补法），热针急脉，交信，太冲，灸关元。宗上法针灸4次，睾丸抽痛消失，共治疗12次，自觉少腹、阴囊温暖。半年后随访，寒疝痊愈，阳痿好转。

📖 **病案解读** ....

《素问·骨空论》："任脉为病，男子内结七疝"。列缺通于任脉，故首开列缺穴，按八法"主客"关系，同取阴跷脉之照海穴。

《奇经八脉考》云："阴跷脉为病，少腹痛……男子阴疝"。加用热针温补任脉关元、中极，足厥阴急脉、太冲，阴跷脉照海、交信等穴，起到温经散寒，疏肝理气，寒去痛止之效。

验案 5　瘀血头痛（血管神经性头痛）

马某，女，45 岁，农民，2003 年 3 月 17 日上午 10 点 20 分初诊。

头痛 3 年余。患者于 2000 年 1 月头部、胸、腰部被打伤，经门诊及住院治疗后，胸腰部外伤渐愈；后遗头痛头昏。2000 年 2 月 21 日头颅 CT 平扫：脑实质区未见异常密度表现，脑中线不偏脑室、脑池及脑沟未见异常表现。脑电图基本正常。2001 年 3 月脑血流图检查："脑血管舒张度扩张，脑动脉血容量增加，波幅稍增高。"自述头顶及左侧颞部痛如锥刺，睡眠不宁，耳鸣眩晕。舌质紫，苔薄黄，脉细涩。

辨证：头部外伤，脉络受损，经气凝滞，瘀血内停，久病入络，故痛有定处，疼痛如刺，头痛经久不愈。舌质紫，苔薄黄，脉细涩，为瘀血内阻之征。头痛部位在头顶及左颞部。《灵枢·经脉》篇："肝足厥阴之脉……上入颃颡，连目系，上出额，与督脉会于巅。"足少阳胆经："起于目锐眦，上抵头角，下耳后，循颈行手少阳之前，至肩上，却交出手少阳之后，入缺盆。其支者，从耳后入耳中，出走耳前，至目锐眦后。"证属：瘀血阻络，清窍失荣。病位：足厥阴，足少阳经，阳维脉。

诊断：瘀血头痛（血管神经性头痛）。

治则：活血化瘀，疏经通络，疏肝理气，濡养清窍。

治疗：初诊时间为癸未年乙卯月己丑日己巳时，按灵龟八法开穴，当开外关穴，外关属手少阳络穴，通于阳维脉，按震卦、巽卦相配关系，同取通带脉的足临泣；配取颔厌透曲鬓（左）、风池、百会。行"阴中隐阳"手法。开穴及头部腧穴电针，采用连续波，频率 80 ～ 100 次／分，以穴周皮肤轻度抽动，患者可耐受为度，留针 20 分钟。针刺 2 次，疼痛明显减轻，癸巳日己未时三诊，开通阳跷脉之申脉，按"夫妻"关系，同取通督脉之后溪，配取太冲，风池，率谷、目窗、承灵。针后头痛若失。针灸治疗 2 个月余，2003 年 6 月，头痛耳鸣眩晕等症状消失。复查脑血流图报告正常。随访 1 年，头痛无复发。

🔍 病案解读

《奇经八脉考》："阳维起于诸阳之会……与手足少阳、阳明五脉会于阳白，循头入耳，上至本神而止"。《难经·二十八难》："阳跷脉者，起于跟中，循外踝上行，入风池。"阳跷脉病候中，主治头痛。灵龟八法开穴，辅以阳跷、阳维之交会穴风池，按头痛部位，"以痛为腧"，取颔厌透曲鬓、率谷、目窗、承灵，活血化瘀，取肝经原穴太冲，百会，疏肝理气，通经活络，针法对证，故收效较佳。

💬 诊后絮语

1. 管氏设计了"年干支查对表""月干支查对表""日干支查对表""时干支查对表""灵龟八法六十甲子逐时开穴表""飞腾

八法开穴表"等，使繁复的灵龟八法开穴程序简化为简单易学的
开穴方法，使深奥难学的古典择时针灸理论，转化为简捷便利的
现代针灸疗法，丰富了中医时间医学的理论，完善了灵龟八法、
飞腾八法等时间治疗学的治疗方法。

2. 灵龟八法是着重于奇经八脉的一种针灸配穴法。灵龟八法
推算出的开穴时刻，是该穴相通于奇经的流注时刻，灵龟八法提
示了奇经八脉与脏腑组织器官和时间相应的内在变化联系，揭示
了奇经八脉的气血循行盛衰和穴位开阖的某些规律。灵龟八法在
临床运用中，取穴少而精，配穴立意深，取穴方法精当，如临证
时，辨证正确，手法适当，灵龟八法不失为针灸临床一种有效的
治疗方法。

3. 通过灵龟八法开穴规律的分析，可得出如下结论：①奇
经八脉的气血盛衰和穴位开阖与十二经脉气血按时盛衰的循行规
律不同；②奇经八脉本身存在着气血盛衰的变化，以阴日的气血
流注比较恒定，并有着以十日为一个周期的经气循环；③奇经八
脉中阴经气血较旺，八脉经气的运行比较偏重于阴经；④奇经八
脉的经气不按时辰的顺序循环传注，但各条经脉在六十甲子的阴
时与阳时，总体上气血的运行是相对均衡的。灵龟八法的开穴规
律，体现了奇经八脉溢蓄调节式的经气运行特点。灵龟八法不仅
验证了古代文献对奇经八脉生理功能的论述，而且反映了奇经八
脉的经气运行规律，补充和修正了某些前人的论述，因此也反证
了灵龟八法确有一定的科学内涵和临床实用价值。

55检